DIS
Especia

JOSEP LLUÍS BERDONCES

ESPECIAS QUE CURAN

Historias, remedios y recetas
de hierbas y especias del mundo

integral

NOTA IMPORTANTE: en ocasiones las opiniones sostenidas en
«Los libros de Integral» pueden diferir de las de la medicina oficialmente
aceptada. La intención es facilitar información y presentar alternativas,
hoy disponibles, que ayuden al lector a valorar y decidir responsablemente
sobre su propia salud, y, en caso de enfermedad, a establecer un diálogo
con su médico o especialista. Este libro no pretende, en ningún caso,
ser un sustituto de la consulta médica personal.

Aunque se considera que los consejos e informaciones son exactos
y ciertos en el momento de su publicación, ni los autores ni el editor
pueden aceptar ninguna responsabilidad legal por cualquier error
u omisión que se haya podido producir.

Las ilustraciones de las páginas 14, 45, 107, 184, 284, 287 (inferior), 289 (superior),
289 (inferior), 293 (superior), 295 (superior), 297 (superior), 298 (superior),
299 (inferior), 302 (superior), 304 (superior), 305 (inferior), 307 (inferior),
y 308 (superior), son de Javier Guarga. El resto de ilustraciones está libre
de derechos.

© Josep Lluís Berdonces, 2015.
© de esta edición: RBA Libros, S. A., 2018.
Avda. Diagonal, 189 - 08018 Barcelona.
rbalibros.com

Primera edición: marzo de 2015.
Primera edición en esta colección: abril de 2018.

RBA INTEGRAL
REF.: RPRA386
ISBN: 978-84-9118-106-4
DEPÓSITO LEGAL: B-5.032-2018

Contenido

13
Prepara tus especias en casa

14
Salsas y mezclas de especias

15
Maridaje de especias

Índices

Introducción

....

*Q*uerría que este libro fuera algo más que un libro de especias, y que te diera la oportunidad de encontrar una nueva forma de comer mucho más rica en antioxidantes, más digestiva y con un montón de efectos beneficiosos.

Son muchos los estudios favorables sobre muchas y variadas especias, que sin lugar a dudas te puedo asegurar, querido lector, que si las incluyes en tu dieta, y de forma abundante, solo te pueden traer beneficios para tu salud.

En el libro, especias, condimentos y hierbas han sido estudiados no solo evaluando sus acciones medicinales, sino también como producto alimentario de venta en todo el mundo. Porque comprar especias ya no es un problema. De hecho, luego las podemos guardar largo tiempo y muchos supermercados étnicos nos ofrecen un montón de variedades y de mezclas estándar como el curry o el masala.

Hemos hecho una clasificación lógica, agrupando las especias y hierbas por sabores y destacando los componentes que determinan su acción medicinal. Con la ayuda de los índices y de la tabla final, podrá encontrarse cada variedad fácilmente en las páginas del libro en función de sus propiedades medicinales.

Atrévete a probar cosas diferentes, ya que especias como el cardamomo, el comino o la nuez moscada, que tienen un papel puramente testimonial en la cocina española (donde son prácticamente desconocidas), son aromas que disfruta media humanidad. ¿Por qué tú no?

Hemos escogido una gran cantidad de recetas fáciles, con la idea de que no es nuestra intención hacer un libro de cocina, sino de salud. Están seleccionadas en función de que puedan potenciar y realzar el sabor de una especia determinada, y así nos permitan conocerla mejor. Y además, también se ha optado por la elaboración de mezclas, licores o salsas tradicionales, o bien se indican preparaciones con una finalidad puramente medicinal.

Querría acabar con un pequeño homenaje para los ratones de experimentación: muchas vidas inocentes ha costado poder llegar a estas interesantes conclusiones sobre las especias.

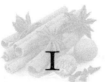

I

Especias, una cuestión de buen gusto

· ·

*L*as propiedades sensoriales de los alimentos y bebidas son determinantes principales a la hora de escoger qué comemos. Las especias y plantas aromáticas influencian esta parte comportamental de la alimentación mediante sus aromas y sabores. Se ha dicho que cambian nuestra disposición mental frente a los alimentos haciéndolos más apetitosos, aunque lo cierto, como veremos en este libro, es que las modificaciones van mucho más allá de la predisposición mental o gustativa, y afectan favorablemente los procesos de la digestión y del metabolismo.

> *La adición de especias a los alimentos puede ocasionar un aumento de la energía disponible en el organismo. Esto es importante especialmente en la tercera edad, porque en esa época se juntan diversos inconvenientes como la falta de energía, la reducción sensorial del gusto y el olor, y la falta de apetito.*

Los estudios realizados sobre el consumo de especias y las dietas de reducción de peso han sido en general contradictorios, porque si bien muchas especias mejoran el rendimiento energético del organismo, no es menos cierto que muchas de ellas son estimulantes del apetito.

Las posibilidades de uso de las especias para tratar los diferentes problemas de salud son muy numerosas. Recomendamos empezar con los problemas de la alimentación, porque las especias y plantas aromáticas son más parte de la solución que del problema en este tipo de trastornos, tanto sea por exceso o por defecto.

La mayoría de las especias tienen sabores «especiales», genuinos, únicos; que tienen poco o nada que ver con el sabor original del alimento que condimentamos. Se ha dicho que el aprecio por ellas desde épocas muy antiguas es debido a que enmascaraban los sabores (por ejemplo, de podrido o fermentado) de los alimentos deficientemente conservados; o que son plantas medicinales que estimulan el apetito. Ambas cosas son correctas, y entre muchas otras, las intentaremos explicar en este libro.

Decimos que es cuestión de gusto porque los condimentos y especias nos aportan eso, sabores diferentes, y su uso en mayor cantidad o variedad depende de la persona. A unos les gustan las cosas especiadas, a otros no tanto.

> *Este hecho, muy frecuente, hace que las especias sean unos condimentos de ida y vuelta a nuestras emociones. De ida, porque su consumo nos puede cambiar el ánimo, y la salud, y las ganas de comer, que todo va unido; de vuelta, porque para disfrutar de los sabores también tenemos que tener el estado de ánimo adecuado.*

Saborear indica también que nos hemos de tomar un tiempo —no solo en el sentido gustativo—, un momento para dedicarnos a disfrutar del gusto, del de comer, y también del de estar compartiendo la comida con otros comensales.

El consumo de especias es una cuestión de salud; y de gusto. Por eso te recomendamos darte un gustazo, y utilizar especias en tu alimentación.

El buen gusto

El gusto y el olfato están íntimamente relacionados con nuestro cerebro y con su forma de actuar, y además están completamente vinculados entre sí.

El gusto es la capacidad de detectar el sabor de las sustancias disueltas en líquidos que introducimos en la boca. Las cualidades que detecta el gusto son cuatro: los ácidos, los amargos, los dulces y los salados, aunque hay quien piensa que son más. Los receptores están distribuidos en la lengua, en el velo del paladar y en la parte inicial de la glotis y la faringe. Estos cuatro sabores se combinan entre sí para dar las tonalidades a los diferentes aromas.

El olfato, a diferencia del gusto, es la capacidad de detectar aromas suspendidos en el aire, moléculas que estimulan los receptores olfatorios, situados en la parte más alta de los cornetes nasales, que envían sus estímulos a los núcleos de la base del cerebro.

Gusto y olfato no solo tienen la capacidad de detectar las condiciones organolépticas de los alimentos y de otras sustancias, sino que tienen una íntima relación con nuestra vida, y muchas veces es un olor o un sabor el que nos transporta a recuerdos de épocas pasadas.

Los sabores primarios

Aunque como hemos dicho se han clasificado cuatro gustos que podemos saborear en nuestra boca —dulce, salado, ácido y amargo—, son tantas las tonalidades y matices de los sabores que algunos opinan que con estos cuatro no es suficiente como para describir las variedades del gusto.

Científicos franceses suponen un quinto sabor, el de la grasa, y otros incluso reconocen un sexto, que llaman *umami*.

MAPA DE SABORES DE LA LENGUA

El mapa de sabores de la lengua fue elaborado a principios del siglo xx por un fisiólogo alemán, simplemente preguntando a diversos individuos dónde creían que notaban mejor los diferentes sabores. Este mapa se ha matizado al cabo de los años mediante estudios más precisos, que nos vienen a decir que las áreas de la lengua nos indican solo los lugares donde hay más receptores específicos para cada sabor, aunque en toda su superficie se pueden captar los sabores básicos.

La distribución de los receptores en la lengua es muy curiosa, porque en la punta se localizan los del sabor dulce. En ambos lados se sitúan los ácidos, algo más al frente los salados y en el fondo de la lengua tenemos las papilas gustativas para los amargos. Esto nos da la idea de que para que un sabor nos llene la boca de verdad ha de pasar el alimento por las diferentes partes de la lengua, o que si queremos probar el dulzor de una cosa, basta con que lo saboreemos con la punta de la lengua.

Las especias exigen una cata más completa, haciendo pasar por las diferentes áreas de la boca el sabor, para que se desdoble y nos de sus diferentes tonalidades, como hacen los enólogos al catar el vino.

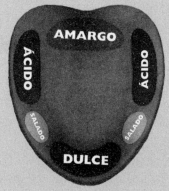

Lo cierto es que la neurofisiología nos dice que los receptores gustativos son para cada uno de estos sabores y que son diferenciados entre ellos, aunque en una misma papila gustativa puede haber receptores gustativos para varios sabores primarios.

> *A mí personalmente también me cuesta entender cómo el universo de los aromas pueda caber en cuatro sabores primarios, aunque tendremos que reconocer que el universo de los colores cabe en tan solo tres colores básicos.*

El sabor es la primera clave para orientarnos acerca de la cualidad de los alimentos; así, un sabor dulce nos indica que posiblemente es energético y tiene muchas calorías; un sabor salado nos habla de sales, y por ello de alimentos posiblemente ricos en minerales; un alimento ácido está posiblemente relacionado con frutas, y tiene ácidos orgánicos y vitaminas, etcétera.

Oler y saborear

Aunque gusto y olfato se interpretan en lugares diferentes del cerebro, el aroma de una sustancia es la interpretación que hace el cerebro de la combinación de los diferentes olores y sabores percibidos, y de las otras sensaciones como el dolor (en el caso de los picantes) o la sensación térmica de las mucosas.

Es por ello que, como dice el refrán, en cuestión de gustos no hay nada escrito, ya que alimentos buenísimos para unos son detestables para otros, aunque haya un factor en común a todos los seres humanos.

Parece ser que la aversión personal a ciertos gustos está determinada genéticamente, mientras que otros reciben como regalo para esta vida más papilas gustativas que sus semejantes, y por ello son supersaboreadores.

Hay sabores que no son adecuados al gusto humano, en general los excesivamente ásperos o amargos o de sabor putrefacto. Y no, no es para sonreír, puesto que este hecho permite que haya animales que vivan de ello, como los cuervos, que comen olivas intensamente amargas, o las ratas, para las que los alimentos podridos son verdaderas delicias.

En los gusanos, gusto y olfato son un único sentido, aunque parece ser que son capaces de diferenciar si una sustancia está dispersa en el líquido o en el aire.

Los receptores del gusto

Las papilas gustativas están situadas en la cavidad oral, y contienen en su interior las células receptoras, que son muy poquitas en comparación con el número total de células de la papila, que son muy numerosas. Cada receptor está compuesto aproximadamente de unas cincuenta células gustativas, que conjuntamente provocan la liberación de moléculas de comunicación, los *neurotransmisores*, además de las células no receptoras de la base, que son mucho más numerosas. Todas estas células forman la papila gustativa, una acumulación semiesférica, algo rugosa, que podemos distinguir a simple vista en la lengua. Las papilas también tienen la función de crear fricción entre la lengua y el alimento, y de esta manera liberar mejor los sabores.

Cada receptor del gusto tiene el llamado *pelo gustativo*, que se extiende por fuera de la superficie de la mucosa a través del llamado *poro gustativo*. Los alimentos se mezclan con la saliva, y entrando por el poro gustativo interaccionan con los pelillos del sabor y estimulan el sentido del gusto. Existen más de diez mil papilas gustativas en nuestra boca que envían sus impulsos nerviosos a un centro cerebral denominado *tálamo*, y de ahí a la sustancia gris, para que el sabor sea interpretado por el cerebro.

NO TODO ES CUESTIÓN DE NERVIOS

La hipótesis más aceptada sobre como funciona el sentido del gusto es la de que existen unos receptores que emiten unas señales que son interpretadas por el cerebro. Sin embargo, parece ser una explicación demasiado simple, porque se ha comprobado la existencia de otras vías que relacionarían otros sistemas, incluyendo el sistema neuroendocrino.

Los receptores del gusto, en ocasiones, responden con la activación de la serotonina, de la colecistoquinina, de la somatostatina, etc., yendo más allá del concepto de los neurotransmisores para entrar en el sistema hormonal o endocrino. Se trata de péptidos (proteínas de bajo peso molecular) que actúan sobre receptores específicos y que podrían estar en la base de la intensidad detectada de los sabores. En el caso de la colecistoquinina, se ha observado que actúa sobre el metabolismo del calcio, excitando o inhibiendo las células receptoras de los sabores y estimulando la secreción de la molécula gustducina (inductora del gusto).

La colecistoquinina actuaría como si fuera una hormona. Cuando una molécula de sabor estimula la célula receptora gustativa, esta célula secreta colecistoquinina, que intensifica la respuesta mediante cambios de la excitabilidad eléctrica e incrementando el calcio intracelular. La colecistoquinina es especialmente secretada cuando se saborean sustancias amargas, posiblemente las que en menor cantidad ejercen un mayor efecto gustativo.

No existe un neurotransmisor específico para el gusto, de hecho, se han identificado como mínimo cinco diferentes que pueden transmitir la sensación gustativa: glutamato monosódico, serotonina, norepinefrina, acetilcolina y ácido gamma-aminobutírico (GABA). Además de ello, se han identificado algunas moléculas que tienen algo que decir en esto, como la gustducina, que parece ser una molécula mediadora.

Sabuesos del gusto

La gente confunde frecuentemente los conceptos de gusto y de aroma; el gusto es un sabor percibido en la boca y transformado en un impulso nervioso; así, se ha visto que las personas que entrenan este sentido, como los sumilleres que catan vino o aceite o los cocineros o gastrónomos avezados, pueden tener una experiencia gustativa hasta veinte veces superior al de la media; son como verdaderos sabuesos de los sabores, y generalmente también de los olores. Además, hay personas que tienen una gran sensibilidad en el sentido del gusto, y se ha demostrado que esto es debido a una causa genética, ligada al gen TAS2R28. Uno podría pensar, ¡Qué suerte que tienen, disfrutando más de los sabores!, pero la realidad es justamente la contraria, ya que suelen encontrar los alimentos o demasiado picantes, amargos, dulces, salados o aromatizados. Los sabuesos del sabor tienen más papilas gustativas, y más receptores en las papilas. Se ha observado que estas personas tienen hasta un 20 por ciento menos de peso (especialmente las mujeres, no así los varones) que el resto, porque comen menos, porque encuentran desagradables los sabores de muchas comidas. Esto concuerda con la idea general de que las personas obesas tienen el sentido del gusto algo abotargado, y serían, en este símil, los antisabuesos.

Estos sabuesos del gusto posiblemente tendrían una predominancia de la secreción autocrina de colecistoquinina, porque son especialmente sensibles al sabor amargo, de manera que alimentos que en realidad lo son poco (alcachofas, col, etc.) son rechazados por los supersaboreadores al encontrarlos especialmente desagradables por su amargor.

¿LOS CIEGOS SABOREAN MENOS?

La vista juega un papel importantísimo en el proceso gustativo; los colores, la apariencia del alimento que vamos a comer es la experiencia previa que modula el sentido gustativo. Se nos hace la boca agua, y con la boca agua se saborea mejor; cuando hay apetito, el sentido del gusto se potencia. La vista del alimento nos hace sentir un gusto que proviene de nuestros sentidos, y no del alimento: parece que sentimos ese aroma en la lengua aunque no hayamos tomado un bocado.

El umbral del gusto parece disminuido en las personas ciegas, y esta disminución es mucho mayor en los ciegos de nacimiento. La persona invidente parece refugiarse en el aspecto nutricional y de supervivencia que tiene la comida, más que en el aspecto más emocional o de actividad social. Las preferencias de gusto están condicionadas con la facilidad para comprar, cocinar y servir el alimento; las especias, en cambio, ofrecen un mundo de olores donde la deficiencia de un sentido puede verse compensada con la intensidad del sabor.

Relájate para saborear

Esto del gusto y los sabores es una cuestión bien curiosa, porque va mucho más allá de las vías nerviosas y del sabor transmitido mediante mediadores bioquímicos. Para saborear bien hay que estar relajado, tomarse el tiempo necesario para que los aromas se fundan y mezclen en la boca, pero también debemos tener el estado mental y de relajación adecuado para poder disfrutar del sabor. Los neurotransmisores de los que estamos hablando tienen acciones muy estudiadas sobre otras áreas del comportamiento, y el buen humor, la relajación, la falta de estrés son condiciones importantísimas para disfrutar de la comida.

«Los buenos humores fisiológicos (del cuerpo) crean buenos humores psicológicos (del pensamiento)». Es una frase que viene de muy antiguo, pero podríamos decir que también al revés, que comer con mal humor nos provoca indigestiones, y además no disfrutamos de lo que comemos.

Se ha observado que cuando ciertos neurotransmisores como la serotonina o la noradrenalina están alterados (como pasa, por ejemplo, en los procesos de depresión emocional), se producen también alteraciones del sabor. La toma de fármacos antidepresivos suele empeorar el problema, porque provocan además sequedad de boca.

Se ha observado que la toma de antidepresivos (que teóricamente aumentan la presencia de serotonina) reduce en cambio en un 27 por ciento la sensibilidad frente al sabor dulce. También sabemos, de hecho lo sabe todo el mundo, que un recurso habitual de las personas depresivas es comer dulce, un bizcocho o una pastilla de chocolate son a veces el sustituto a una emoción depresiva.

En los procesos de ansiedad pasa tres cuartos de lo mismo, la sensación gustativa se ve disminuida.

Esto no tiene demasiado que ver con el hecho de que una persona en un momento depresivo se zampe una tableta de chocolate; quizá la falta de gusto hace que se escojan alimentos con sabores intensos, y especialmente dulces, porque en nuestra memoria ancestral asociamos dulce con calorías, y con energía. Diríamos que en estos casos pueden más nuestros recuerdos y memorias que la acción específica de los neurotransmisores; y aunque se come más, se disfruta menos.

Disfrutar de la comida es uno de los placeres más sensuales que podemos tener, pero para conseguirlo hemos de saber disfrutar del momento, de la compañía, dejarnos admirar por los alimentos, y esto no es una cuestión tan fácil para algunos.

Estrés y percepción del sabor

El estrés es otra de las influencias negativas sobre nuestro gusto, ya que nos impide saborear. El estado de estrés, de tensión, hace que el cuerpo consuma mayor cantidad de glucosa, que suba la tensión arterial y que aumente el ritmo del corazón, un mayor gasto energético, que podrían explicar las alteraciones del apetito que son tan frecuentes en las personas estresadas.

A mayor estrés, menos tiempo dedicamos a saborear la vida, y los alimentos que se incluyen en ella. La energía del organismo se dirige hacia el estado de alerta, y reduce la actividad digestiva, que puede esperar a más adelante. Con esta reducción disminuye también, de forma lógica y natural, el apetito y el gusto. En otras ocasiones, el estrés puede conducir al comer compulsivo, incluso a problemas de obesidad. Se buscan alimentos energéticos que mitiguen el cansancio y la fatiga causada por ir todo el día con el motor «acelerado».

Obesidad y gusto

Las personas obesas suelen tener una cierta aversión a los ácidos y aromáticos. Los niveles de tolerancia del gusto a los sabores dulces y salados se elevan notablemente en ellas, especialmente en las mujeres. El aumento del gusto se produce selectivamente solo sobre algunos de ellos.

El inconsciente nos delata, y los dulces son señal de energía en gran cantidad, mientras que los amargos son estimulantes de los jugos gástricos y del apetito. En el otro lado de la balanza tenemos los ácidos, presentes en frutas y verduras, ricos en vitaminas y minerales. Diríamos que en las personas obesas el gusto se modula o degenera en función de los excesos dietéticos.

Gusto y olfato en la demencia

Como hemos visto, el sentido del gusto y del olfato son complejos, y exigen la participación de neurotransmisores y de las vías nerviosas para conseguir una sensación adecuada. Por otra parte, todos hemos experimentado, en el transcurso de un catarro, pérdidas del sabor y del olfato pasajeras, debidas esencialmente a la congestión de las mucosas que han de captar olores y sabores.

El aroma de los alimentos condiciona de forma importante nuestra comida, y esta pérdida de olor y sabor podría estar en la base de la inapetencia de muchas personas con demencia.

> *La pérdida del gusto, y también del olfato, puede ser una de las primeras consecuencias de la demencia o del alzhéimer, y nos puede indicar que algo falla en las conexiones nerviosas. En estos casos, además de ejercitar las capacidades intelectuales, el estímulo de los sentidos del gusto y del olfato puede ser una buena terapia de apoyo.*

Es por ello que puede ser recomendable el utilizar especias de sabores intensos para estimular el apetito y la memoria de nuestros mayores queridos. Muchas han demostrado tener una acción específica sobre el sistema nervioso, y una de las más interesantes es la acción sobre la enzima acetilcolinesterasa, en un efecto idéntico, aunque de menor intensidad, que el de los fármacos —carísimos por cierto— utilizados en el tratamiento del alzhéimer. Muchas de estas especies con acción inhibidora de la acetilcolinesterasa han sido utilizadas tradicionalmente en enfermedades como la falta de memoria, el párkinson o la epilepsia.

Esta pérdida sensorial se ha relacionado con cualquier tipo de demencia, no solo con la enfermedad de alzhéimer, y también en casos de embolia cerebral; además, se ha observado que el proceso natural del envejecimiento también reduce las capacidades gustativas y olfativas.

Algunos estudios recomiendan comprobar gusto y olfato en pacientes con sospecha de demencia.

LA BOCA AGUA

El consumo de especias en tu alimentación te ayudará a secretar más saliva y a disfrutar más de los alimentos. La saliva es el primer fluido que tocan los alimentos, y además baña nuestra boca y estimula y protege los receptores del gusto.

Las diferencias en la composición de la saliva entre las personas, e incluso en diferentes momentos de la misma persona, pueden explicar las distintas percepciones del gusto que tenemos todos en función del estado de ánimo, del apetito y de la comida que consumimos.

El sentido del gusto discrimina los sabores disueltos en líquido, y este líquido es la saliva de la boca, esencial para comenzar una buena digestión, pero no solo por su contenido en ptialinas y otras enzimas digestivas, sino también por su simple presencia física. La insalivación correcta de los alimentos es esencial para la buena digestión, pero tan importante es para ello como para estimular el apetito y nuestra sensibilidad gustativa.

Espero que la lectura de este apartado te haga la boca agua, ya que es el primer paso para disfrutar del gusto.

2
Un ramillete de hierbas

. . . .

*L*as hierbas aromáticas no son exactamente especias, aunque tampoco dejan de serlo. A diferencia de las especias, las hierbas aromáticas las utilizamos casi siempre frescas, que es cuando nos ofrecen el máximo aroma, y en muchos casos además se añaden al final, en crudo, para que no se volatilice su esencia. Aunque existen excepciones como el laurel, por ejemplo, que mejora con la desecación.

Tanto frescas como secas, son un excelente condimento para los alimentos cocidos, a los que imprimen un discreto y suave aroma. Además, son en general poderosos antioxidantes, y sus aceites esenciales tienen un moderado poder antiséptico, incluso antibiótico.

Si tienes un pequeño espacio donde cultivar plantas, te recomendamos que las cultives en casa. Albahaca, tomillo, menta, romero, etc. son plantas que no exigen mucho cuidado y que fácilmente podemos tenerlas en un huerto, urbano o rústico, y que nos permiten tener plantas frescas la mayor parte del año.

Ajedrea

Satureja montana
Satureja hortensis

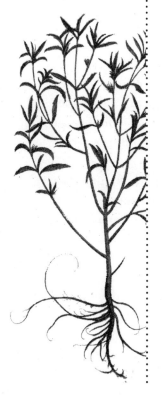

Podemos encontrar dos variedades que nos sirven de igual manera para nuestros condimentos, la variedad hortícola o *Satureja hortensis* y la variedad silvestre o *Satureja montana*. La variedad de jardín tiene unos tallos algo más rojizos y menor porte que la variedad silvestre.

El nombre de *Satureja* parece derivar de los sátiros, esos hombres lujuriosos de la mitología griega, ya que según nos cuenta Aemilius Macer en su *De herbarium virtutibus* [Las virtudes de las plantas] se servían de esta afrodisíaca planta para alcanzar sus deseos sexuales.

Las hojas tienen un gusto y sabor aromático parecido al del tomillo, su fragancia es clara y diáfana, y tiene una tonalidad picante que recuerda a la pimienta.

Sustancias identificadas

Contiene carvacrol, p-cimol, terpineno. Ácidos fenólicos como los ácidos siríngico, cafeico, rosmarínico, ursólico.

✌ *Propiedades terapéuticas* ✌

La ajedrea es estimulante y carminativa sobre el sistema digestivo, y se recomienda, como la mayoría de las plantas aromáticas, en caso de digestiones lentas o por falta de secreción.

También se recomienda como emenagoga en caso de reglas difíciles o escasas, aunque este efecto es muy discreto.

El extracto de ajedrea tiene acción antioxidante, y esta acción parece debida a su contenido en ácido rosmarínico.

Es rica en carvacrol, y los estudios realizados nos indican que este compuesto estimula la acción de ciertos fármacos utilizados para el tratamiento de la diabetes, como la rosiglitazona.

La riqueza en aceites esenciales la hace una planta moderadamente antiséptica y bactericida, por lo que se recomienda en las afecciones respiratorias y digestivas en forma de aceite esencial. De este modo también es usada para tratar el dolor de muelas.

✌ *En la cocina* ✌

La ajedrea es una especia típicamente mediterránea, forma parte de la mezcla conocida como «hierbas provenzales» y es el condimento genuino para añadir a las olivas en conserva.

Era considerada como especia ya en la Antigüedad, y en la Alemania de la Edad Media, Tragus la cita como la mejor especia para aromatizar la col fermentada (chucrut).

Por sus propiedades digestivas es utilizable en prácticamente cualquier plato, ya que combina bien en sopas, estofados, legumbres, pastas y verduras, incluso con la chucrut. Especialmente destacable en la elaboración de embutidos y encurtidos por su intenso sabor cuando está fresca. También hace muy buen juego en patatas al horno y con los champiñones.

LASAÑA CRUDA
DE TOMATE Y QUESO

- 4 tomates grandes
- 1 pepino
- ½ rulo de queso de cabra
- 3 cucharaditas de ajedrea
- 2 cucharadas de aceite de oliva

Se cortan rodajas de 0,5 a 1 centímetro, aproximadamente, de tomate, de queso de cabra y de pepino. Se apilan poniendo una rodaja de cada, y una rodaja de tomate en cada extremo. Se sazona cada capa con abundante ajedrea (mejor fresca) y con aceite de oliva. Se puede dar mayor consistencia a la pila uniendo todas las rodajas con un palillo y aderezando la torre por encima con una ramita de ajedrea.

La ajedrea también puede encontrarse como uno de los ingredientes de las recetas que aparecen en las páginas 322, 323-324 y 326.

Albahaca

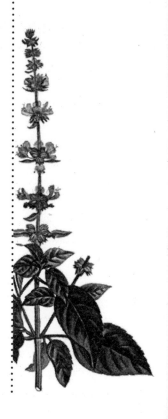

Ocimum basilicum

La planta se denomina en latín *Ocimum basilicum*, y *basilicum* deriva del griego *Basilikon* y significa «real», «de estirpe real», posiblemente porque fuera utilizada en algún ungüento, baño o medicina destinados a los reyes. Es de incierto origen porque se cultiva desde tiempos muy antiguos. Se tienen evidencias de que se cultivaba en el antiguo Egipto y en la época de la cultura griega. En Egipto, la albahaca era sembrada entre las tumbas de los allegados por las mujeres, mientras que en Creta, donde no falta en ningún alféizar de las ventanas, se considera enviada por el diablo; soñar con albahaca se considera augurio de desastres y mala fortuna.

Sustancias identificadas

Quizás el componente más interesante de la albahaca es su aceite esencial (hasta un 1 por ciento de su peso), que es de composición variable, y se han identificado linalol, acetato de linalilo, cineol, estragol, pineno, eugenol y alcanfor. También contiene hasta un 4 por ciento de taninos.

PLANTAR UNA ALBAHACA

Como le gusta la humedad, pero no el exceso de agua, ya hace siglos se propuso un curioso sistema de cultivo en las macetas, que consiste en poner a unos cuantos centímetros bajo tierra caracoles vacíos con su abertura hacia arriba, una o dos capas, y sembrar luego por encima la albahaca. De esta manera, al regar la maceta o el tiesto, el agua queda retenida dentro de la concha de los caracoles, por donde se han ido metiendo las raicillas de la albahaca. Parece ser, sin embargo, que los beneficios de la fórmula «acaracolada» no se deben solo al hecho de que se conserve mejor el agua y la humedad, sino a que los componentes calcáreos de las cáscaras de los caracoles también aportan un abono natural que agrada especialmente a esta planta. Se puede poner en un tiesto en el alféizar de la ventana.

Es costumbre popular que la albahaca espanta los mosquitos, y se recomienda que se ponga en las ventanas para ahuyentarlos. Según mi experiencia personal, es bastante cierto, porque el aroma de la albahaca no les atrae en absoluto, aunque eso no impide que alguno de estos insectos se atreva a pasar la relativamente infranqueable barrera odorífera que podemos hacer con albahacas en el alféizar de las ventanas.

Existen dos variedades de la albahaca *Ocimum basilicum*: la de hoja pequeña y la de hoja grande, llamada también *italiana* porque con ella se hace el genuino pesto genovés. Y después está la albahaca morada (que en realidad es otra especie, *Ocimum sanctum*), y que es muy popular en la India, donde la denominan *tulasi*. Cuando muere una persona en la India, se pone sobre su pecho una ramita de tulasi, y se lava el cuerpo con agua en la que se echaron unas semillas de lino y ramas de Tulasi.

Tiene un sabor refrescante y balsámico y un olor agradable y fuertemente aromático, algo dulzón, más intenso en la albahaca de hoja pequeña que en la de hoja grande.

> *La mejor albahaca, sin ninguna duda, es la fresca. Es cuando nos desvela toda la potencialidad de su aroma, mientras que la planta seca es otra cosa, de mucha menor calidad.*

Es fácil tener albahaca verde y fresca en casa, porque en casi todas las floristerías y jardinerías podemos encontrarla a precios muy asequibles, y podemos ponerla en el balcón o el alféizar, si tenemos un clima cálido. Si deseamos conservarla, será mejor congelarla fresca que utilizarla luego seca, pero a falta de pan, buenas son tortas, y la planta seca también es deliciosa, aunque no tanto.

↬ Propiedades terapéuticas ↫

Para los diabéticos

La albahaca está claramente indicada en la dieta de la persona diabética, ya que su consumo se asocia con reducciones moderadas de la glucemia sanguínea. Este efecto reductor parece ser debido a la acción inhibitoria de la albahaca sobre los enzimas alfa-glucosidasa y alfa-amilasa, aunque también sobre otros enzimas como la sucrasa y la maltasa, acciones debidas posiblemente a su contenido en flavonoides y polifenoles, y a una potente acción antioxidante, que no solo reduciría los niveles de glucosa, sino que además sería un complemento eficaz en la prevención de los problemas derivados de padecer diabetes.

Relaja la mente

La albahaca tiene un efecto curioso sobre el sistema nervioso, ya que su aroma parece despejar el cerebro, especialmente en situaciones de estrés, tal como lo demuestra un pequeño estudio en el cual se administró aceite esencial de esta planta a personas sometidas a tensión nerviosa.

Este efecto reductor del estrés y del agotamiento nervioso podría tener algo que ver con los resultados hallados en otro estudio, en el que se observó que el extracto de albahaca podía reducir los infartos cerebrales provocados en animales de laboratorio, en los cuales la albahaca parecía reducir el tamaño del infarto y mejorar más rápidamente las condiciones de memoria e inteligencia de los animales y sus funciones motoras, de lo que los investigadores dedujeron que puede ser útil en la prevención del ictus o embolia cerebral.

Antioxidante

Tanto la albahaca como la menta han demostrado ser letales sobre las células del cáncer de mama, por su acción intensamente antioxidante. Este efecto antioxidante también se ha comprobado sobre las células del melanoma canceroso, sobre el cual son efectivas la albahaca y el tulasi o albahaca morada. Otros autores han comprobado que los extractos de albahaca protegen el ADN de las mutaciones, inhibiendo un carcinógeno denominado hidroxiestragol. La albahaca también inhibe la proliferación de las células de cáncer de estómago.

En caso de dolor dentario recomendamos poner una hoja de albahaca en la boca. No es muy potente, pero su contenido en eugenol, como el clavo de olor, hace que tenga algún efecto antidoloroso.

En la cocina

Las hojas de albahaca se pueden usar frescas o secas. Las primeras son ideales para tortillas, huevos revueltos, pollo, pescado y langosta, y las hojas secas, para salsas, estofados y sopas. También un acompañante ideal para carnes asadas y ensaladas de tomate. Se lleva muy bien con todo tipo de pastas, ensaladas, berenjenas y calabacín.

Mezcla de forma especial con otras hierbas aromáticas como el tomillo, el laurel o el orégano, así como con el ajo crudo o cocido. Para aumentar su aroma, recomendamos añadir las hojas frescas machacadas con un mortero.

Su sabor es bastante fuerte, por lo que conviene incorporarla al final de las preparaciones.

Cortarla con cuchillo provoca que pierda su color verde, por tanto es mejor trocearla con los dedos.

La podemos congelar sin que se altere su sabor. Podemos cultivarla en una maceta durante todo el verano y cuando llegue el invierno la podemos colocar en el interior.

El pesto genovés es una de las salsas emblemáticas de Italia, y se usa especialmente con la pasta.

Los italianos prefieren la albahaca de hoja ancha para el pesto, ya que la de hoja estrecha, más frecuente en España, es prácticamente desconocida en Italia.

Sin embargo, según nuestra experiencia personal, ni un italiano se da cuenta cuando le hemos pegado el cambiazo de una albahaca por la otra; por lo que mi recomendación general será utilizar indistintamente una u otra.

SALSA AL PESTO

No vamos a poner cantidades, porque seguiremos la regla del uno, dos, tres y cuatro, que es muy simple:

- 1 parte de ajo
- 2 partes de piñones (puedes poner también nueces)
- 3 partes de queso parmesano
- 4 partes de aceite de oliva virgen
- 5 partes de hojas de albahaca finamente picadas (la albahaca de hoja grande, o basílico, es la más adecuada para la salsa al pesto)

Se mezcla todo en la batidora o, mejor, con el mortero picándolo un rato, para finalmente rectificarlo de sal. Es una salsa simple y de fácil preparación si tenemos todos los ingredientes, que se puede guardar unos días en la nevera, no muchos.

Es especialmente agradable su aroma añadido a la salsa de tomate, y mezcla de forma especial con otras hierbas aromáticas como el tomillo, el laurel o el orégano, así como con el ajo crudo o cocido. Para aumentar su aroma, recomendamos añadir las hojas frescas machacadas con un mortero.

La albahaca también puede encontrarse como uno de los ingredientes de las recetas que aparecen en las páginas 322, 323-324 y 324-325.

Estragón
∞
Artemisia dracunculus

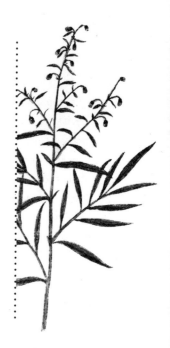

Es una planta de Siberia y su nombre deriva de dragón, puesto que clásicamente se ha atribuido a esta hierba una relación mágica con los dragones.

El sabor es muy peculiar; intensamente aromático, tiene a la vez un toque amargo y dulzón, y su aroma nos recuerda levemente al anís o al hinojo.

SUSTANCIAS IDENTIFICADAS

Aceite esencial: estragol o metilcavicol; y cumarinas como la herniarina.

∞ Propiedades terapéuticas ∞

Para los diabéticos

El extracto de estragón mejora la acción de la insulina en diabéticos. De hecho, los estudios sobre la acción antidiabética de ciertas plantas del género *Artemisia* son numerosos y vienen a indicarnos su utilidad como complemento en la diabetes. La acción reductora del azúcar plasmático parece ser debida a la presencia de polifenoles.

LA HIERBA DEL DRAGÓN

El término latino de *dracunculus* deriva de «pequeño dragón»; especialmente en la Baja y Alta Edad Media, las hierbas dragoneras se usaban para tratar las mordeduras de serpientes. Este nombre vendría dado por la forma de su raíz, que recuerda la de un dragón, y en la mitología romana se relacionó con la leyenda de Hipólito, hijo de Teseo, quien fue engullido por un dragón marino. Sin embargo, otros etimologistas nos dicen que deriva de los tártaros, y de un nombre antiguo de la planta, *tarkhoum*, del cual derivaría el *tarchon* que nos cita Avicena, y a partir de ahí el *tarragon* que utilizan los ingleses, y el targon en francés antiguo.

Algunos estudios recomiendan estragón para reducir peso. Otros indican lo contrario, pues los extractos de *Artemisia* parecen estimular las células grasas e inducirlas a acumular más grasa.

✎ En la cocina ✎

La mejor hoja es, sin duda, la fresca, puesto que tiene un sabor más dulzón y aromático, y una buena manera de conservarla es congelarla, ya que así se mantienen unos meses sus cualidades aromáticas. También podemos secar las hojas frescas en el horno a baja temperatura (unos 30 °C), pero es un sistema algo delicado y para ello es mejor que ya compremos el estragón seco.

El estragón se utiliza en la confección de escabeches y marinadas, y es uno de los componentes de las finas hierbas francesas (conjuntamente con el perejil, el perifollo y el cebollino); además de ello, es una de las plantas imprescindibles para la confección de la salsa bearnesa y la salsa tártara. Macerado en vinagre, da un sabor balsámico especial y se utiliza también en la preparación de mostazas y salsas, y también en la mayonesa, combinando especialmente bien con el pescado. En la cocina vegetariana se puede añadir al tomate, tanto en salsa como en crudo, y para la confección de estofados de verduras. Además, puede ser un complemento muy interesante para quesos, huevos, sopas (especialmente las de pescado o algas) y frutas frescas.

Las hojas se usan en la cocina tradicional francesa en las salsas, para aromatizar las mantequillas, los quesos y los platos de carne. Aquí se preferirán las hojas frescas a las secas, porque desprenden un aroma mucho más fresco, intenso y agradable.

La indicación más interesante posiblemente está en las ensaladas, y ya desde tiempos antiguos se citaba para sustituir al vinagre y conseguir que las ensaladas no se mostraran sosas. De ahí la costumbre de aromatizar los vinagres con estragón.

VINAGRE AL ESTRAGÓN

- Hojas de estragón, preferentemente fresco
- Vinagre de vino blanco (es mejor de vino blanco, para que no anule el gusto del estragón)

Poner a macerar una cuarta parte de hojas de estragón con tres de vinagre. Se deja reposar durante semanas, removiendo de vez en cuando.

El estragón también puede encontrarse como uno de los ingredientes de las recetas que aparecen en las páginas 179 y 331.

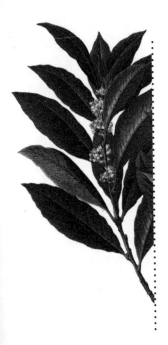

Laurel

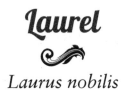

Laurus nobilis

El laurel es signo de buena suerte (por ejemplo, hay que llevar unas hojas de laurel en la cartera para tener dinero). Históricamente también es habitual como signo de distinción (véase el recuadro).

Las hojas de laurel tienen un sabor intensamente aromático y algo amargo y picante cuando nos las ponemos directamente en la boca.

SUSTANCIAS IDENTIFICADAS

Hojas: taninos, flavonoides, partenólido. Aceite esencial: cineol.

Propiedades terapéuticas

Activo contra el cáncer

El extracto de laurel tiene actividad anticancerosa sobre las células del cáncer de mama, y también sobre las del cáncer colorrectal. Por otra parte, el laurósido B ha demostrado tener acción letal sobre las células del melanoma humano, un agresivo cáncer de piel. En otro estudio, los sesquiterpenos del laurel provocaban la apoptosis (muerte celular) de las células leucémicas.

La acción anticancerosa del extracto de laurel es más completa, porque también tiene una acción antibiótica en bacterias y hongos. El efecto antioxidante del aceite esencial también ha sido evaluado, y los autores lo han relacionado con el contenido en cineol. Se puede considerar al laurel como un antioxidante potente.

Para el dolor reumático

Se utiliza su aceite para preparar lociones o cremas antirreumáticas y parasiticidas, y también para instilar en los oídos en caso de dolor, pero siempre por vía externa, ya que por vía interna siempre es irritante; es precisamente esta acción moderadamente irritante lo que lo hace útil en afecciones reumáticas.

La efectividad del laurel como antirreumático es bien conocida, y nos será útil el aceite, el aceite esencial y las infusiones.

Digestivo

La infusión de las hojas tiene un notable efecto digestivo y eupéptico, una de las razones por la que se utiliza como hierba culinaria en la cocina. Se recomienda también su infusión o decocción para regular la regla, como sudorífico en casos de fiebre y también como tónico y estimulante suave.

Las hojas de laurel son estomacales, antiflatulentas, algo diuréticas y expectorantes.

Es por ello que el laurel está indicado en casos de digestiones difíciles, y en aquellos procesos respiratorios producto de los resfriados o bronquitis simples.

Históricamente, se ha utilizado para las más diversas afecciones: epilepsia, reglas insuficientes, fiebres, etcétera.

✐ En la cocina ✐

Las hojas se utilizan en sopas, estofados y verduras, y son un condimento específico de platos como la sopa bullabesa. Utiliza las hojas de laurel en los cocidos de legumbres o de verduras, en las sopas vegetales o para aromatizar la salsa para la pasta.

Cuando se ha cocinado el estofado o el plato, retiraremos las hojas, puesto que por mucha cocción que tengan siguen quedando duras y coriáceas, y conservan un cierto regusto amargo.

El laurel raramente es el aroma único de un plato, y generalmente se usa en combinación con otras plantas aromáticas, como es el caso del «bouquet garni».

Las hojas de laurel tienen un sabor más intenso cuando están secas, aunque no demasiado, que cuando las recogemos frescas. Ten la precaución de romperlas un poco al añadirlas al plato, porque de esta manera liberarán mucho mejor su sabor. Las hojas de laurel, bien presentadas, pueden guardarse en la cocina haciendo algún arreglo floral, que además nos puede servir como condimento en el futuro.

El punto aromático que aporta el laurel a estofados, adobos, escabeches y caldos ha sido muy apreciado desde siempre. Pero si queremos un tónico que nos ayude a digerir las comidas copiosas, podremos igualmente preparar una infusión.

LICOR APERITIVO DE LAUREL

- 1 litro de aguardiente neutro y seco (no anisado)
- 100 gramos de hojas de laurel frescas
- 3 litros de vino rosado o tinto
- 300 gramos de azúcar

Se maceran hojas de laurel frescas (lavadas, limpias y secas) en el aguardiente neutro y seco. Al cabo de tres semanas se filtra y se añade el vino rosado o tinto con el azúcar previamente disuelto en caliente. Se embotella y se deja reposar, y se conserva hasta tres años.

Es un aperitivo tradicional de ciertas zonas de Francia, que también se hace con hojas de melocotonero.

Aunque las hojas de laurel cuando se secan potencian su sabor, en este caso será preferible la utilización de hojas frescas, es más tradicional y amargan más, lo cual es deseable en un aperitivo.

El laurel también puede encontrarse como uno de los ingredientes de las recetas que aparecen en las páginas 215, 316, 322 y 327.

Levístico
Levisticum officinale

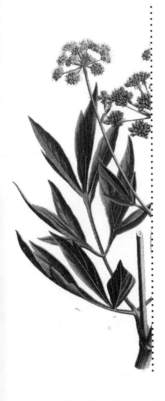

Es una planta originaria de Europa, especialmente de su zona central y de la cuenca mediterránea, que crece desde el norte de Alemania, hasta los Balcanes y Portugal.

En Alemania la denominan popularmente *hierba Maggi*, porque su aroma inconfundible es uno de los que da el sabor característico a estos cubos de caldo concentrado.

Como especia culinaria se utilizan sus hojas y sus semillas.

Su sabor es aromático y cálido, fuerte y con reminiscencias a plantas como el apio, el perejil y la angélica, todas ellas a la vez.

SUSTANCIAS IDENTIFICADAS

Aceite esencial, pigmentos (ligulina), ácido angélico, betasitosterol, umbeliferona.

Propiedades terapéuticas

Son numerosos los estudios que indican que tiene un efecto antiséptico moderado contra el cáncer, y se ha comprobado su actividad tóxica sobre células de carcinoma escamoso.

La esencia de levístico, por otra parte, es activa en casos de infección urinaria, y aunque su actividad no puede considerarse antibiótica, sí será recomendable consumirlo en caso de que padezcamos infecciones recurrentes. Es evidente que tiene algún tipo de acción antibiótica, porque en estudios *in vitro* se ha observado que *Mycobacterium*, el bacilo causante de la tuberculosis, también es extremadamente sensible al aceite esencial de levístico.

No nos engañemos, la tuberculosis necesita un tratamiento efectivo, que sea largo y además continuado en el tiempo, y el levístico, en este caso, solo puede ser utilizado como una pequeña ayudita.

Las raíces de esta planta estimulan la digestión, y se usa en las afecciones del estómago como puede ser, por ejemplo, la gastritis. Al igual que muchas umbelíferas, está indicada en casos de cólicos infantiles y flatulencias, ya que tiene una acción carminativa.

También se recomienda la tisana de levístico en casos de arenilla renal y en la icterica, aunque no se haya demostrado una acción hepática específica.

En la cocina

Del levístico no solo se utilizan sus hojas y sus semillas, sino que los brotes jóvenes de la planta pueden consumirse como ensalada.

Se utiliza con cebolla, ajo, mejorana y apio, pero de forma prudente, ya que tiene sabor y olor fuertes, parecido al apio aunque más fuerte.

Las hojas pueden servir para condimentar sopas, salsas y marinadas, o cocinarse ligeramente como una verdura. Aromatiza igual un cocido de carne como un pescado.

CONCENTRADO
DE CALDO VEGETAL

El sabor típico de los cubitos de caldo concentrado tiene mucho que ver con el levístico, por ello os proponemos un aderezo natural para cualquier caldo que nos acercará a ese sabor tan conocido.

- 3 cucharadas de salsa de soja
- 5 cucharadas de hojas de levístico
- Caldo vegetal o de pollo sin sal

Se mezclan la salsa de soja con las hojas finamente picadas de levístico; y se añaden según el gusto (evita que el caldo quede demasiado salado) sobre un caldo vegetal o de pollo sencillo.

El levístico ejerce un efecto notablemente potenciador del sabor.

Mejorana

Origanum majorana

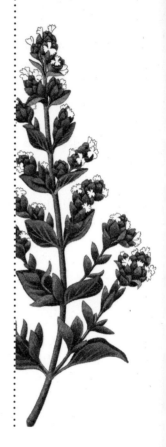

La mejorana es una planta de la familia de las Labiadas que guarda una gran similitud botánica con el orégano, hasta el punto de que en algunos países se confunden ambas plantas.

La mejorana tiene un aroma delicado y dulce, cálido, aromático, algo agudo y un poco amargo, y si la masticamos al final deja un regusto un poco picante. Se utilizan sus hojas y sus sumidades floridas (extremos de la planta en flor).

Los antiguos egipcios ya la conocieron, y la utilizaban como desinfectante ambiental. Los griegos consideraban esta planta como un símbolo de felicidad, y se decía que si crecía la mejorana en la tumba de un difunto, era señal de que este había encontrado la paz y la felicidad eternas. Afrodita, la diosa del amor, elaboraba sensuales pociones amorosas con esta planta.

SUSTANCIAS IDENTIFICADAS

El aceite esencial contiene alfa-terpineol, citronelol, linalol; también se ha hallado ácido rosmarínico, luteolol, apigenol, diosmetol, hidroquinona.

❧ *Propiedades terapéuticas* ❧

La mejorana tiene una acción general relajante, por lo que se recomienda para tratar la ansiedad y el insomnio.

Las personas con alzhéimer pueden beneficiarse del consumo de mejorana, porque tiene una acción inhibidora de la colinesterasa. También se ha observado que la notable cantidad de ácido ursólico que contiene la acetilcolina en el fluido cerebral.

A nivel digestivo, la mejorana se recomienda en casos de falta de apetito, afecciones del hígado, flatulencias o dolores abdominales. Estimula la secreción de pepsina en el estómago, hasta en un 30 por ciento. Posiblemente es por lo que tiene una acción beneficiosa sobre la gastritis y las úlceras gastroduodenales.

Estimula la secreción láctea de la madre, alivia los síntomas de la menopausia y es un buen tratamiento para la menstruación dolorosa y los otros síntomas del síndrome premenstrual.

❧ *En la cocina* ❧

Se utiliza mucho en la cocina mediterránea, especialmente en Grecia e Italia, donde es muy común para condimentar platos de pasta, carnes, sopas, ensaladas, pizzas y legumbres.

Si la maceramos durante meses en aceite se perfuma éste. En las salsas se puede sustituir el orégano por mejorana.

Se puede tomar infusión de mejorana para la salud general. Es un antioxidante y tiene algunas leves propiedades antifúngicas, por lo que es útil para prevenir algunas infecciones. Haz la infusión añadiendo una cucharadita de mejorana picada fresca o mejorana seca en una taza de agua hirviendo.

Es un excelente condimento para las salsas, especialmente la de tomate, pero también para marinadas, escabeches, vinagres, aceites y mantequillas de hierbas.

Es mejor que tritures previamente las hojas, aunque estén secas, para que su aroma se difunda mejor al alimento.

Minestrina di maggiorana

Plato típico de Liguria (Italia) que tiene numerosas variaciones. Es fácil y rapidísimo.

- 150 gramos de pasta de sopa (mejor redonda)
- 1 litro de caldo vegetal o de pollo
- 30 gramos de mejorana fresca
- 15 gramos de parmesano
- 2 huevos
- Picatostes de pan frito
- Aceite de oliva

En un bol se ponen la mejorana fresca finamente cortada, el parmesano y los huevos, se bate todo y se reserva.

Se cuece la pasta en el caldo y se añade la mezcla de mejorana, huevos y parmesano al final de la cocción, removiendo hasta que quede todo ligado. Se sirve con los picatostes y un chorrito de aceite de oliva.

En la receta «de los pobres», en lugar de caldo se puede poner agua salada, y en lugar de pasta, harina de trigo. Se adereza con aceite de oliva, abundante mejorana y con queso rallado (parmesano, grana, pecorino...).

La mejorana también puede encontrarse como uno de los ingredientes de la receta que aparece en la página 326.

Menta

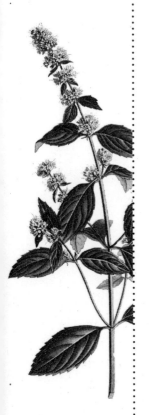

Mentha spicata

El género *Mentha* es muy diverso, ya que se conocen más de mil especies y subespecies, teniendo todas ellas en común su peculiar sabor a mentol.

La variedad de menta que solemos usar para cocinar no crece espontáneamente en ninguna parte del planeta, sino que es fruto de la hibridación y mejora por cultivo de diversos tipos de mentas salvajes. La *piperita* es posiblemente una especie híbrida de jardinería originaria de Inglaterra, cultivada en huertos y jardines de las regiones templadas como especie medicinal y aromática. No se conoce en estado salvaje.

La menta tiene un aroma fuerte, dulce, algo picante y refrescante de la boca y de las mucosas, especialmente al poco tiempo después de haberla saboreado.

SUSTANCIAS IDENTIFICADAS

Aceites esenciales: mentol, mentona, mentofurano, pineno, limoneno, felandreno. Flavonoides: apigenol, luteolol, diosmina, luteolina, mentósido, apigenina. Ácidos: cafeico, rosmarínico, clorogénico, ursólico, oleanólico.

LA MENTA EN LA HISTORIA

El nombre genérico de *Mentha* tiene un origen mitológico, ya que Mintha era una ninfa (espíritu de las aguas) hija de Cocites, de la cual se enamoró Plutón.

Los egipcios ya utilizaban la menta, y en el famoso papiro de Ebbers se menciona como un calmante del estómago. En las paredes del templo de Horus en Edfou también hay pinturas y jeroglíficos que nos hablan de esta planta, que describen recetas y fórmulas de perfumes litúrgicos.

Entre griegos y romanos existía la costumbre de añadir menta a la leche para evitar que esta se malograra, y también adornaban las mesas con menta y se coronaba a los comensales con ella, además de utilizarla para aromatizar el vino y el agua del baño.

✑ Propiedades terapéuticas ✑

Excelente digestivo

La menta es un potente antinauseoso, y esta es una de las razones por las que además es un buen digestivo, y su aceite esencial se ha recomendado en las náuseas provocadas por la quimioterapia anticancerosa.

El aceite esencial de menta tiene alguna actividad antiparasitaria, y se ha comprobado su eficacia frente al parásito de la esquistosomiasis, *Schistosoma*.

Es una especia estimulante, alivia los gases y tiene una notable acción antiespasmódica, por lo que es eficaz también para aliviar las náuseas y los vómitos. Por su facultad refrescante, se utiliza también para reducir la fiebre y el efecto de calor que esta produce. Se considera que la menta verde tiene un efecto algo más ligero que la piperita. La menta se utiliza también como agente de sabor, para mejorar el gusto de tisanas que de otra manera serían algo desagradables de tomar.

Bueno para la respiración

La sensación de frescor que nos produce la menta cuando estamos resfriados es algo más que una simple sensación, ya que numerosos estudios nos dicen que su aceite esencial nos ayuda a respirar mejor, que nos dilata los bronquios.

La inhalación de aceite de menta es más útil para calmar la tos que la inhalación de aceite de pino o de abeto, otro balsámico muy conocido.

Además de ello, el mentol también descongestiona la mucosa nasal y facilita el paso del aire.

Para el dolor neurálgico

Las aplicaciones locales de linimentos a base de mentol son otra de las indicaciones clásicas del aroma de la menta, y este efecto también ha sido evaluado, indicándose que son especialmente útiles en las neuralgias, como por ejemplo en casos de herpes.

✒ En la cocina ✒

La menta combina bien en sorbetes, comidas frías, ensaladas y con los postres de chocolate.

Otra de las aplicaciones culinarias de la menta es con verduras y carnes. En el caso de las carnes, parece ayudar a la digestión de las fibras proteicas, y en el caso de las verduras, existen numerosos platos, especialmente con leguminosas (habas, guisantes), en los cuales reduce la flatulencia propia de estas verduras. Las habas con menta son uno de los platos típicos de Cataluña y en ciertos países se hacen jaleas de menta para acompañar los estofados de carne.

Como sugerencias culinarias, añade menta a las patatas asadas o hervidas, a la col al vapor o hervida, o a las sopas, especialmente cuando estas contienen algo de legumbres. También es muy agradable añadida a los platos fríos, como ensaladas, tanto ensaladas verdes como con garbanzos, judías o pasta. Para ello se puede hacer una salsa fresca de menta con aceite, vinagre, mostaza, sal y menta.

También podemos aromatizar el vinagre con menta de una forma tan simple como poner unas ramitas de menta en vinagre, y dejar macerar durante unas dos semanas.

También se emplea en comidas árabes como el tabulé, o la salsa de pepino. En materia de bebidas, el té moruno (con abundante presencia de menta fresca) es un clásico indiscutible.

GELATINA DE MENTA

- 500 centímetros cúbicos de caldo vegetal
- 15 gramos de agar agar o de pectina de fruta
- Unas ramitas de menta

Se pone a hervir y luego se deja enfriar. En Inglaterra aromatizan numerosos platos con esta gelatina, desde los platos con carne de cordero a muchas verduras al vapor o estofadas.

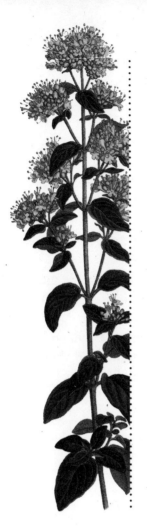

Orégano

Origanum vulgare

Originario de la zona mediterránea, se extiende hasta Asia central. Es una planta de la familia de las Labiadas, que como requerimiento de cultivo necesita abundante sol. Todos la hemos probado alguna vez, aunque no lo sepamos, porque es la hierba que corona las pizzas. Y, ¿quién no ha probado una pizza?

El término deriva de dos vocablos griegos, *oros* y *ganos*, que significan «ornamento de las montañas».

En España mucho monte es orégano, especialmente en la mitad norte, y en lugares con humedad, donde crece salvaje con un aroma inigualable es una especia autóctona.

Su sabor es cálido, algo picante y muy aromático.

SUSTANCIAS IDENTIFICADAS

Aceite esencial: timol, carvacrol, pineno, cymol, alfa-thuyona, selineno. Ácidos: rosmarínico, cafeico, ursólico, clorogénico. Flavonoides: apigenol, luteolol, kaempferol, diosmetol.

✍ Propiedades terapéuticas ✍

El aceite esencial de orégano es muy utilizado en aromaterapia por su acción antiséptica, pero las hojas de orégano también lo son, y de esta manera su infusión se recomienda para limpiar las úlceras, calmar colitis y diarreas, o en el tratamiento de la vaginitis por cándidas, donde es especialmente efectivo. También es útil en la candidiasis bucal, que se suele producir en personas inmunodeprimidas.

Tampoco se resiste al aceite esencial de orégano el estafilococo dorado, uno de los que con más frecuencia produce infecciones de la piel. El orégano, y especialmente su aceite esencial, tienen efecto antiséptico y bactericida (sobre estreptococos, *Escherichia coli*...), posiblemente por su alto contenido en fenoles. El efecto es también antiviral y antioxidante, su capacidad antioxidante es similar a la de la vitamina C o ácido ascórbico. El orégano parece mejorar la curación de las heridas, y tiene un efecto bactericida o antiséptico.

Tiene una acción sobre el sistema nervioso de tipo antinociceptivo. De hecho, actuaría a modo de sedante mediante los receptores GABA del cerebro. Por su tipo de acción, actuaría estimulando los receptores opioides del organismo.

En general, tiene un efecto sedante, y algún estudio lo ha recomendado como complemento en el alzhéimer porque tiene una acción débil de inhibición de la enzima acetilcolinesterasa.

✍ En la cocina ✍

Desde la época de los romanos ha sido apreciado como condimento culinario, y se usa para condimentar carnes, verduras y legumbres, así como para hacer vinos aromáticos.

El orégano es el sabor más característico de las pizzas, y en general de la cocina italiana y griega.

Combina muy bien con la salsa de tomate. Prueba de saltear unas verduras con un poco de aceite de oliva, ajo y orégano, y verás que quedan deliciosas.

La tisana de orégano es excelente como digestiva y para calmar la tos, ya que tiene una acción sudorífica y antiespasmódica.

ACEITE DE ORÉGANO

Si agregamos unas ramitas de orégano a una botella de aceite o vinagre, obtendremos un aceite o vinagre aromatizado, ideal para condimentar.

El orégano también puede encontrarse como uno de los ingredientes de las recetas que aparecen en las páginas 316, 321 y 332.

Perejil

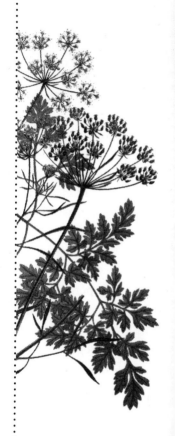

Petroselinum sativum

Etimológicamente, el término *Petroselinum* significa «apio de roca» o «apio de piedra», ya que *petros* deriva de la raíz griega de piedra, mientras que *selinum* es el nombre vulgar que los latinos daban al apio.

Hay dos variedades de perejil, la rizada (*crispum*) y la no rizada (*sativum*), la más común de todas y que utilizamos mayoritariamente en España.

El perejil es uno de los condimentos más empleados en los países templados. Se usa principalmente la hoja (mejor fresca que seca), aunque también la raíz y, raramente, sus frutos.

Todas las partes de la planta tienen el mismo aroma fresco y suave, aunque la raíz sin duda lo concentra en mayor intensidad. Por otra parte, las hojas desecadas pierden gran parte del sabor al volatilizarse su aceite esencial.

SUSTANCIAS IDENTIFICADAS

Luteolol-7-glucósido, apiósido, apiol, apigenina, miristicina. Heterósidos flavónicos: apiína, bergapteno.

✎ Propiedades terapéuticas ✎

Para el cáncer

El efecto anticanceroso del perejil se ha relacionado con su contenido en apigenina. Algunos estudios han demostrado efectividad frente a las células de cáncer ovárico, y que la apigenina podía reducir la incidencia hasta en un 20 por ciento debido a su efecto antioxidante y antiinflamatorio.

En otro estudio se evaluó la eficacia del perejil sobre las células del cáncer epitelial, o sobre las del cáncer de mama.

El efecto antioxidante del perejil ha sido valorado en numerosos estudios y es relativamente potente.

Protector cardiovascular

El perejil se toma de preferencia verde, no desecado, y esto hace que sus pigmentos, como la luteína, o sus vitaminas tengan alguna importancia a nivel nutricional. Se sabe que reduce la agregabilidad de las plaquetas, y por ello puede prevenir las trombosis y embolias. A ello añadimos que es un diurético moderado que puede ayudar a regular la presión arterial.

Otras propiedades

A nivel urinario se ha comprobado que es un buen antiséptico y que en realidad tiene acción antibacteriana, muy especialmente sobre los microbios que causan este tipo de infecciones.

Ningún estudio científico avala la creencia de que las hojas de perejil son abortivas, y que las mujeres embarazadas no deberían tomarlo (al contrario, sí pueden tomarlo con libertad).

Otra cosa pueden ser los suplementos a base de perejil, porque en ellos el apiol, uno de los principios activos, sí puede tener una acción estimulante sobre la contractibilidad uterina, y podría favorecer el aborto. Por ello, una embarazada no debe tomar estos suplementos farmacéuticos.

Entre los compuestos del perejil se han encontrado poliínas, unas sustancias potencialmente tóxicas, aunque en cantidades tan insignificantes que no producen alteraciones de interés. Es posiblemente el contenido en esta sustancia que hace que el perejil sea una especie tóxica para ciertos pájaros, como los canarios.

En la cocina

Además de utilizarlo como condimento, no podemos olvidar que un poco de perejil picado encima de un plato nos lo adereza con un intenso color verde, y con una fragancia discreta, que en general no oculta ni disimula el sabor original. Es por ello que muchos grandes cocineros utilizan el perejil más como adorno de los platos que como elemento específico de la cocina.

En la cocina internacional, el famoso «bouquet garni», o ramillete de hierbas aromáticas diversas, debería siempre confeccionarse con una ramita de perejil.

Por su agradable y suave aroma, es excelente para añadir a la tortilla a las finas hierbas, o para realzar el sabor de la mayoría de salsas sin matar su gusto de base.

Su aroma es mucho más intenso fresco que si lo cocemos o freímos, ya que aunque el aroma no desaparece, cambia de gusto. En general, si freímos el perejil lo haremos añadiéndolo al final de la fritura para evitar que se seque o queme demasiado.

PERSILLADE

- Perejil fresco
- Ajos
- Aceite de oliva
- Vinagre
- Sal, pimienta (y, opcional, pan rallado)

Es una elaboración de origen francés, popular también en Canadá y el sur de Estados Unidos.

Se pica una buena cantidad de perejil fresco y también ajos, se añade aceite de oliva y un chorrito de vinagre para hacer una salsa. Hay quien añade también pan rallado. Se sazona con sal y, optativamente, con pimienta. Las proporciones las dejamos al gusto del consumidor, aunque debe haber mucho más perejil que ajo. Se mezclan bien y ya está lista para consumir.

Hay que usar perejil fresco porque se aja rápidamente.

Como condimento para pescados, carnes y verduras, especialmente a la brasa, al vapor o hervidos. Como cobertura de platos al horno, es simplemente deliciosa.

El perejil también puede encontrarse como uno de los ingredientes de las recetas que aparecen en las páginas 93, 282, 316, 323-324 y 335.

Perifollo

Anthriscus cerefolium

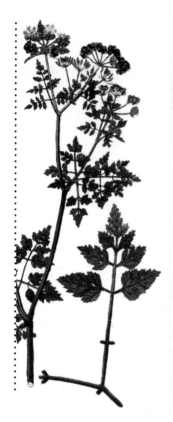

Es originaria del sur de Rusia que etimológicamente deriva del nombre que utilizaron los griegos para ella, *anthriskos*. *Cerefolium* significa «hoja de la diosa Ceres».

Se tiene constancia que fueron los romanos quienes lo introdujeron en Francia, donde hoy es una de las plantas más emblemáticas de su cocina. En la época romana tardía se empezó a popularizar como hierba para el caldo y los estofados, y durante la edad media se aclimató en huertos y jardines.

Despide un olor suave y aromático, que nos recuerda lejanamente al anís y al perejil.

SUSTANCIAS IDENTIFICADAS

Flavonoides, apiósido. Poco aceite esencial.

❧ Propiedades terapéuticas ❧

Es una planta aperitiva, depurativa y estimulante del sistema digestivo. En forma de tisana, y al igual que el perejil, tiene propiedades diuréticas.

En un estudio húngaro se analizó su acción antioxidante. En general, los extractos de las hojas tenían mayor actividad antioxidante que los de las raíces, y eran comparables a la acción antioxidante de la vitamina C.

Se ha recomendado en medicina popular en el tratamiento de la ictericia y de las enfermedades del hígado, y especialmente como tónico estomacal.

❦ En la cocina ❧

El perifollo es una de las hierbas que casi siempre están en la mezcla francesa de finas hierbas. Se utilizan siempre las hojas, y casi siempre frescas, porque secas pierden gran parte de su aroma.

Para tener hierbas aromáticas siempre frescas recomendamos ponerlas en el congelador y después irlas utilizando según las necesidades.

En el caso del perifollo, hay quien alternativamente a esta propuesta hace una salsa de la planta y aceite para conservar largo tiempo la hierba.

El perifollo tiene un sabor suave que permite su combinación fácil con otras hierbas y especias, de forma parecida a lo que sucede con el perejil. Podemos ponerlo encima de patatas, tortillas, sopas, queso o para añadir sabor y color a salsas.

Al igual que el perejil, podemos añadirlo a ensaladas o hacer salsas para ensaladas con esta hierba.

La planta seca tiene una capacidad aromática mucho menor que la fresca.

SOPA EMPERIFOLLADA

El término *emperifollado* indica muy bien cómo se puede consumir esta planta, o sea, en abundancia, adornando hasta la saciedad los platos.

- 1 cebolla mediana
- 3 cucharadas de aceite o 35 gramos de mantequilla
- 1 calabacín mediano
- 250 gramos de perifollo
- 1 litro de caldo vegetal suave
- Sal y pimienta

Se hace un sofrito ligero con la cebolla y el aceite (opcionalmente con mantequilla), seguidamente se añade el calabacín cortado fino y luego el perifollo picado. Se hierve durante 20 minutos y opcionalmente se pasa por la batidora. Se corrige de sal y pimienta y ya está lista para consumir.

Romero

Rosmarinus officinalis

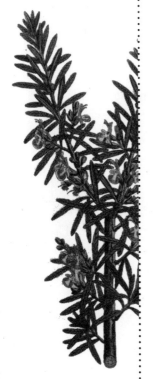

Etimológicamente, *Rosmarinus* posiblemente significa «rosa del mar», porque esta planta gusta de los lugares arenosos y áridos cercanos al mar, aunque podemos encontrarlo a muchos cientos de kilómetros de la costa. Sin embargo, el romero que crece muy cerca de la costa es sin duda el más apreciado, porque tiene un gusto salino que aumenta su aroma alcanforado.

Los griegos denominaron *anthos* al romero, la flor por excelencia. Su mitología lo relaciona con la muerte de Libanus, un joven sacerdote que fue asesinado por manos impías y de cuya sangre nació el romero, con olor a incienso para recordar la función sacerdotal del difunto.

Tiene un aroma intenso, que recuerda a la vez al del té y al del pino, con toques alcanforados y de incienso.

SUSTANCIAS IDENTIFICADAS

Aceite esencial: pineno, camfeno, cineol, eucaliptol, borneol, acetato de bornilo, alcanfor de romero, cariofileno. Ácido rosmarínico, apigenina, luteolina. Principios amargos (carnosol). Ácidos ursólico y oleanólico.

❧ Propiedades terapéuticas ❧

En la medicina árabe tradicional

Una de las indicaciones clásicas en la medicina árabe era poner hojas de romero machacadas en la herida hecha en el momento de la circuncisión, en la creencia de que su intenso aroma alcanforado hacía de antiséptico.

Una planta hepática

El romero se ha considerado clásicamente una planta protectora del hígado. El aceite esencial muestra además una capacidad antioxidante elevada y estimula los mecanismos de defensa del organismo.

Es un buen elemento para añadir a las tisanas hepáticas, ya que además de ser un hepatoprotector discreto, tiene un agradable sabor que puede enmascarar el típico sabor amargo que tienen muchas plantas medicinales utilizadas en los problemas del hígado.

Modula nuestro cerebro

El romero es considerado como un tranquilizante, aunque su acción sobre nuestro cerebro y nuestro estado de ánimo es algo más compleja.

EL ROMERO EN LA COSMÉTICA NATURAL

Si tienes el pelo castaño, prueba a aclararlo con una tisana de romero, y verás que además de fortalecer las raíces, ennegrece aquellas canas que empiezan a mostrarse.

El efecto antiinflamatorio del romero se utiliza en cosmética en formulación de cremas y otros productos. Afecciones como la dermatitis alérgica parecen responder bien al extracto de romero.

Junto con las flores de lavanda y los pétalos de rosa, podemos preparar un popurrí para poner en una fuente en el centro de la mesa, donde desplegará su fragante olor.

También puede ser muy interesante hacer un baño tonificante añadiendo al agua una infusión concentrada hecha con 2 litros de agua y 300 gramos de hojas de romero, que habremos hervido durante 10 minutos.

Se ha considerado popularmente que el consumo de romero refuerza el intelecto y la memoria, posiblemente debido a sus virtudes tonificantes generales.

Algunos estudios sugieren que tiene acción inhibidora de la enzima colinesterasa, y podría ser útil en el tratamiento de la pérdida de memoria y de la demencia. Este efecto ha sido comprobado y evaluado en animales de experimentación.

Sobre el cáncer

En estudios *in vitro*, el carnosol, uno de los componentes del extracto de romero, ha demostrado producir la muerte celular de células de leucemia y linfoma, mientras que otros estudios han comprobado lo mismo sobre cultivos celulares de cáncer de mama. En este caso se observó que no solo tenía toxicidad sobre las células cancerosas, sino que además exhibía una acción de tipo hormonal, antiestrogénica, que podría mejorar el efecto de los fármacos convencionales.

Para la tensión arterial

En un estudio de la Universidad Complutense de Madrid, se evaluó el efecto de los extractos de romero sobre la presión arterial, ya que como planta medicinal se recomendaba para eso. Se concluye que es más un antihipotensor que un hipertensor, o sea, que evita más los síncopes por tensión baja sin alterar los niveles máximos de la tensión.

Es antiinflamatorio

También tiene efecto antiinflamatorio, y los extractos de romero han demostrado esta actividad sobre modelos de inflamación en animales de experimentación. Podría ser útil en el tratamiento de las inflamaciones pulmonares como pleuritis y asma. El extracto de romero y el carnosol suprimen el dolor inflamatorio causado por la inyección de formalina, ya que inhiben las ciclooxigenasas COX-1 y COX-2, con una acción claramente antiinflamatoria sobre los animales de experimentación.

✑ *En la cocina* ✎

En la cocina se utiliza principalmente para aderezar carnes como cordero, cerdo, conejo o pollo, aunque también combina de forma excelente con arroces o estofados de verduras, en marinadas, escabeches o vinagretas.

Casa de forma excelente con las patatas y el tomate, y también para confeccionar salsas suaves para todo tipo de platos.

Es un ingrediente esencial en la bullabesa de Marsella. Lo podemos añadir en los platos o bien recién machacado en un mortero, incorporándolo al final de la cocción, o bien friendo sus hojas en aceite para que el aroma se difunda mejor.

ALCOHOL DE ROMERO

Una de las preparaciones más clásicas del romero es su alcohol, que se utiliza como linimento en caso de dolores reumáticos y contusiones, y como embrocación o cataplasma en general.

Su preparación es sumamente fácil, ya que tan solo se ha de poner una buena cantidad de hojas de romero cubiertas de alcohol de 90°, y dejarlo macerar todo durante un mínimo de tres semanas. Luego se filtra y se guarda para su uso posterior.

Si no se dispone del romero en bruto, se puede utilizar su aceite esencial, a razón de 20 centímetros cúbicos por cada litro de alcohol.

El romero también puede encontrarse como uno de los ingredientes de la receta que aparece en la página 316.

Tomillo

Thymus vulgaris

Planta herbácea de tallo leñoso de la familia de las Labiadas, que gusta de terrenos áridos o secos, de preferencia rocosos, y que crece en la costa mediterránea que va de Grecia a España.

El nombre parece derivar del griego *thumos*, que significa «olor penetrante», aunque posiblemente este nombre griego derive del vocablo egipcio *tham*.

Tiene un olor y sabor especiado, que recuerda al del orégano: cálido, seco y muy agradable. Conserva gran parte de sus virtudes si se seca correctamente y no se mantiene así largo tiempo.

Aunque el periodo de floración es bastante dilatado, el mejor tomillo es el que se recoge en primavera, entre los meses de abril y mayo, ya que es cuando tiene una máxima concentración de aceites esenciales.

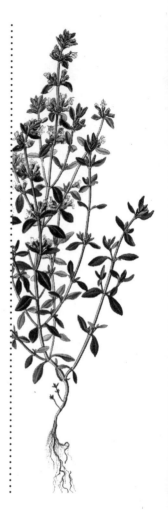

Sustancias identificadas

Ácidos: rosmarínico, cafeico, clorogénico, ursólico y oleanólico. Aceite esencial: geraniol, linalol, alfa-terpineol, carvacrol, timol. Flavonoides: glicósidos flavónicos, flavonas, luteolina. Saponinas triterpénicas: n-triacontano.

EL TOMILLO EN LA HISTORIA

Los egipcios lo utilizaron profusamente en la vida y en la alimentación, y esta planta formaba parte de las que se empleaban para el embalsamamiento de las momias.

Los griegos distinguieron diversos tipos de tomillo, especialmente el blanco y el negro, recomendando siempre el blanco, ya que el negro, según Dioscórides, corrompe el organismo y provoca la bilis. Se supone que fueron los romanos los que extendieron su uso en la cocina.

La tradición cristiana nos cuenta la leyenda de que en la cama del niño Jesús, la virgen María puso unas ramas de tomillo entre las pajas que recogió del establo de Belén.

En la Edad Media destacan los escritos de santa Hildegarda de Bingen y san Alberto el Grande, quienes recomendaron esta planta en la parálisis, la lepra y en los ataques de piojos. Entre los caballeros feudales existió la costumbre de bordar en sus ropajes una rama de tomillo coronada por una abeja, para recordarles que el aguijón de la abeja era el que representaba su valor y fiereza, pero que ello no debía excluir la piedad, la compasión y la dulzura que representaba el tomillo.

❧ Propiedades terapéuticas ❧

Un antiséptico ideal

El aceite esencial de tomillo es un antibiótico de primer orden, ya que en los estudios de laboratorio es mucho más potente que la mayoría de los antibióticos conocidos. Sin embargo, su uso por vía interna se ve más limitado, y aún siendo un buen antiséptico de origen natural, el aceite esencial se ha de dar muy diluido para evitar irritaciones del sistema digestivo, por lo que no se pueden aprovechar todas sus utilidades terapéuticas comprobadas en el laboratorio.

En un estudio se evaluó la capacidad para inhibir el crecimiento de patógenos como *Salmonella enteritidis* o *Campylobacter coli* en un filete de pollo. Los filetes marinados con aceites esenciales de tomillo mostraron una reducción del número de estos microbios contaminantes de los alimentos respecto a los marinados con naranja. El hecho no tiene gran relevancia para la salud, pero sí para la higiene alimentaria, y se recomienda marinar con hierbas aromáticas para alargar la vida útil de los alimentos, especialmente los cárnicos.

El efecto antibiótico del aceite esencial de tomillo se ha comprobado frente a estafilococos, herpesvirus y *Helicobacter pylori*, abarcando un amplio espectro de infecciones.

Un hecho tan simple como sazonar o marinar la carne con un compuesto rico en tomillo es un acto que resulta muy saludable.

Efecto anticancerígeno

Hay que señalar que algunas especies de tomillo han demostrado tener efecto citotóxico (anticanceroso) sobre las células de cáncer de colon.

Un bálsamo para la piel

Las aplicaciones externas de infusión de tomillo tienen un verdadero efecto antibiótico y regeneran piel y mucosas. El agua de tomillo es un remedio soberano para limpiar las úlceras de decúbito, para hace baños en caso de vaginosis o hemorroides, o para las dermatitis de la piel.

Además, el tomillo es una excelente fuente de antioxidantes, conocida desde hace tiempo.

Digestivo y hepático

Su acción regeneradora de las mucosas explicaría el por qué una sopa o una infusión de tomillo son un remedio tan adecuado para las gastritis o las afecciones dispépticas del intestino. Se recomienda en personas que padecen problemas hepáticos. Estudios experimentales han demostrado el efecto hepatoprotector del aceite esencial de tomillo en ratas intoxicadas con acetaminofeno.

Es clásica su utilización en infusiones y enemas por su acción antiparasitaria intestinal, especialmente efectiva en infestaciones por lombrices intestinales como *Ascaris lumbricoides*.

Remedio para la tos

Es un reputado remedio para la tos y la bronquitis, a la que une su acción antitusígena a la antibiótica. A todo ello se añade su acción antiespástica, que reduce las crisis de tos.

En varios estudios alemanes, se comprobó la eficacia de jarabes que tenían una combinación de tomillo y prímula, y de tomillo e hiedra, observándose una mejor evolución en más del 45 por ciento de los pacientes tratados. Un jarabe de hiedra y tomillo resolvió hasta el 90 por ciento de los síntomas de tos en el resfriado común.

✑ En la cocina ✑

Aristófanes nos comenta que en la Grecia clásica existía la costumbre de preparar una deliciosa bebida con higos y tomillo, y Dioscórides nos lo recomienda como un aderezo saludable, especialmente para aligerar comidas excesivamente pesadas como alubias, salchichas o similares, por sus virtudes digestivas.

El tomillo debe estar como planta indispensable en los ramilletes de hierbas aromáticas que se añaden a guisos y estofados. Combina perfectamente con carnes, pescados, estofados de verduras, legumbres y para aromatizar sopas. Como consejo especial, prueba de poner un poco de tomillo finamente picado en los platos con tomate, tanto crudo como guisado.

SOPA DE TOMILLO

Especial para cuando estamos empachados. Consiste simplemente en hacer una infusión de tomillo, filtrarla y echarle un poco de ajo finamente picado, aceite de oliva virgen y unas tostadas de pan. Es una comida dietética y medicinal.

El tomillo también puede encontrarse como uno de los ingredientes de las recetas que aparecen en las páginas 316, 321, 322 y 326.

3
Los anisados

El sabor anisado pertenece a las hierbas dulces; muchas de nuestra geografía lo tienen, como el hinojo verde de los bordes de los caminos.

Este aroma tan especial es debido a la presencia de numerosos aceites esenciales ricos en carvona, humuleno, aldehídos cúmicos, anetol, umbeliferona.

Casi todas las hierbas dulces pertenecen a la familia de las Umbelíferas, excepto el exótico anís estrellado.

Los anisados son carminativos por excelencia, reducen los gases intestinales; y por ello se utilizan en todo tipo de tisanas digestiva. En dosis adecuadas, además son sedantes nerviosos y nos calman.

Los anisados en la cocina se adaptan tanto a los platos dulces como a los salados, en especial en la cocción de las legumbres, a las cuales reduce su capacidad flatulenta.

Alcaravea

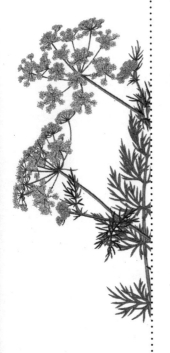

Carum carvi

Era una de las especies utilizadas por los pueblos prehistóricos, ya que se han encontrado sus semillas en algunos restos arqueológicos. Aunque griegos y romanos lo citan poquísimo, los médicos árabes y bizantinos hablan de sus propiedades para cazar los vientos y las flatulencias.

La alcaravea es originaria de Europa. En el siglo IX el gran emperador Carlomagno publicó en sus edictos, o *Capitularis de Villis*, una lista de plantas medicinales que debían cultivarse, entre las que tenemos la alcaravea. En la Edad Media su uso gastronómico se popularizó en Europa central, incluyéndose en panes, pasteles, licores, etcétera.

Los árabes de España la denominaban *carauya*, del cual ha derivado el nombre en castellano y en otros idiomas.

SUSTANCIAS IDENTIFICADAS

Aceite esencial: carvona, limoneno, dihidrocarvona. Tienen más aceite esencial las plantas de clima fresco que las de clima cálido.

✍ Propiedades terapéuticas ✍

Al igual que muchas plantas pueden modificar negativamente la absorción de medicamentos, también puede suceder lo contrario, y esto es lo que sucede con la alcaravea y el uso de fármacos para la tuberculosis, como la rifampicina, la pirazinamida o la isoniazida.

La alcaravea es un carminativo y aromático, usado en los cólicos flatulentos como gran parte de las plantas de la familia de las Umbelíferas. Se usan tanto las semillas, en infusión o espolvoreadas en la comida (para mejorar la digestión), como el aceite esencial, en este caso con un fin propiamente medicinal.

> *La alcaravea se recomienda habitualmente en el tratamiento de la obesidad.*

✍ En la cocina ✍

Para aumentar su aroma, recomendamos que previamente se tuesten las semillas de alcaravea antes de molerlas y añadirlas a los diferentes platos.

Combina excelentemente con cualquier tipo de legumbre, ya que además de darle su aroma tiene una interesante capacidad reductora de las flatulencias. También se recomienda en sopas y estofados de verduras, y muy especialmente en los platos de queso con patatas.

Cuando preparemos un pan o una preparación pastelera al horno, podemos añadir luego por encima unas semillas de alcaravea, que habremos tostado previamente para que de este modo adquieran un mejor aroma.

La semilla se añade en muchos lugares a las harinas para que el pan tenga un sabor más agradable. Cuando se cultiva, se puede consumir también su raíz, de la forma de una zanahoria, pero que mantiene el intenso aroma que presenta toda la planta.

Si bien los romanos utilizaron poco la semilla de alcaravea como condimento, no puede decirse lo mismo de sus raíces, que eran una verdura de uso relativamente común. Se cita que incluso Julio César comentó que comiendo esta raíz los soldados de su general Valerio salvaron la vida en una época de hambre.

En los países nórdicos aún sigue consumiéndose la raíz como hortaliza, y se aromatizan las ensaladas con sus hojas finamente cortadas.

En muchos países se utilizan también sus semillas para aromatizar los quesos, conjuntamente con otras especias como el comino, los clavos de olor, etcétera.

KUMMEL

- 50 gramos de semillas de alcaravea
- 1 litro de aguardiente
- 200 o 300 gramos de azúcar
- 100 centímetros cúbicos de agua

Para preparar este licor se ponen en maceración las semillas de alcaravea en el alcohol de vino o el aguardiente, añadiendo el azúcar y el agua. El Kummel estará listo a partir de la tercera o cuarta semana de maceración.

La alcaravea también puede encontrarse como uno de los ingredientes de las recetas que aparecen en las páginas 323-324 y 324-325.

Anís estrellado

Illicium verum

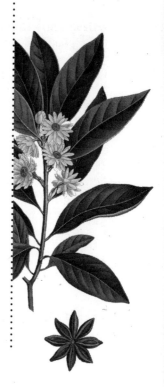

Conocido como anís estrellado o badiana, el término latino *illicium* significa «atraer», o «atractivo», y remite a la intensidad de la fragancia de todo el árbol. Pero es que no solo el aroma es atractivo, la perfecta estrella que forma la especia, el capítulo floral seco de la planta, es en sí una belleza que nos incita a la curiosidad.

El profundo aroma de la semilla se concentra más en el receptáculo leñoso que la contiene que en esta misma, y es intensamente anisado, hasta trece veces más dulce que el azúcar.

SUSTANCIAS IDENTIFICADAS

Aceite esencial: anetol, alfa-pineno, p-cimol, beta-felandreno, safrol, limoneno, dipenteno, careno, farnesol, safrol, bisaboleno, estragol, alfa-terpineol, hidroquinona-monometil-eter. Aceite fijo: ácido oleico, linoleico, palmítico, esteárico. Ácidos orgánicos: protocatéquico, shikímico, quínico. Además, saponinas, pentosanos, almidón, resinas, sustancias minerales, grasas, taninos, albúmina, pectina y mucílagos.

❧ Propiedades terapéuticas ❧

Buen digestivo

Es costumbre en los países del extremo Oriente masticar las semillas después de una comida, para corregir el aliento y para facilitar la digestión.

El anís estrellado es un excelente tratamiento para los problemas del sistema digestivo, ya que une su acción carminativa a la reductora de la espasticidad intestinal y la relajante.

Sobre el sistema nervioso

Sobre el sistema nervioso, su acción es depresora y reductora del tono, y tiene una acción reductora de la ansiedad. En dosis altas, también interfiere en la coordinación motora.

Antiinflamatorio

El aceite esencial de anís estrellado es muy rico en anetol, con más del 90 por ciento en su composición. El anetol es antioxidante, antibacteriano, antifúngico y antiinflamatorio. El efecto antiinflamatorio es posiblemente debido a la acción inhibitoria que tiene sobre las prostaglandinas PGE y sobre el mecanismo del óxido nítrico.

Antibiótico

Actúa sobre bacterias, virus y hongos. De sus componentes, uno con mucho poder antibiótico, además del anetol, es el ácido shikímico. Se recomienda para prevenir la infección en casos de gripe, aunque se le supone acción antiviral sobre los virus del herpes simple, el VIH, el Epstein-Barr y el de la hepatitis B. También es activo sobre los microbios que colonizan la boca y provocan la caries.

La tradición china de llevar un gajo de anís estrellado en la boca tendría, pues, una base científica e higiénica.

Acción narcótica

El anís estrellado no parece estar desprovisto de alguna acción narcótica, que aunque ligera, puesto que necesita de dosis elevadas para manifestarse, es evidente. Existen además especies similares al anís estrellado, como *Illicium religiosum*, que tienen una acción claramente narcótica y debe su nombre a que se utilizaba en ceremonias sintoístas de la muerte y es una pieza indispensable en el rito del harakiri. *Illicium religiosum* es una planta que en una ocasión se comprobó que adulteraba el anís estrellado verdadero y estuvo prohibida su venta hasta que se aseguró la calidad de la especie.

El anís estrellado, conjuntamente con las cortezas de limón y la canela, son los tres ingredientes principales del licor Marie Brizard. Y, de hecho, se pueden preparar múltiples licores con el anís estrellado.

LICOR DE ANÍS ESTRELLADO

- 200 gramos de anís estrellado o badiana
- 1 litro de aguardiente
- 250 gramos de azúcar
- ½ litro de agua

Reducir a polvo fino la badiana y macerarla durante 15 días en el aguardiente. Luego filtrar el aguardiente así preparado y mezclarlo con un jarabe hecho con el agua y el azúcar. Esta mezcla adoptará un aspecto traslúcido y lechoso, que puede clarificarse con clara de huevo y luego filtrarlo.

Es una antigua fórmula del siglo XIX elaborada por Bucholz.

El anís estrellado también puede encontrarse como uno de los ingredientes de la receta que aparece en la página 319.

Anís verde

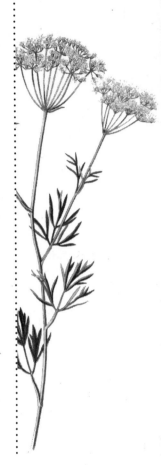

Pimpinella anisum

El anís utilizado como especia es el fruto de *Pimpinella anisum*. De entre todas las de la familia de las Umbeliferas, esta planta es posiblemente la que tiene un gusto a anís mucho más puro y perfecto.

Es originaria de Egipto, y de las islas griegas. Se sabe que romanos y galos mezclaban la harina con semillas de anís para hacer el pan *mustaceum*, un alimento para acabar las grandes comidas con el que se hacían ofrendas entre los nuevos esposados.

A partir de 1700, en toda Europa se puso de moda el hacer panes de anís para celebrar las pascuas. Con esta simple añadidura, el austero pan se convierte en casi un pastel.

El olor del anís es penetrante y fragante, y su sabor es aromático y dulzón y recuerda en algo al del regaliz.

SUSTANCIAS IDENTIFICADAS

Aceite esencial (anetol, isoanetol, estragol; cetonas, aldehidos y ácidos anísicos, fenchona, terpenos y sesquiterpenos), aceite fijo, pentosanos, furfurol, ácidos cafeico y clorogénico, cumarinas.

✒ Propiedades terapéuticas ✒

Un digestivo clásico

Se utiliza como regulador digestivo y carminativo, o sea, que reduce las flatulencias y el meteorismo. Se usa en los cólicos infantiles, náuseas y, como se ha dicho, para el meteorismo en general. Es útil en casos de espasmos digestivos, estreñimiento, y muy especialmente como carminativo en casos de flatulencias. Se toma a razón de 1-2 gramos por dosis, aunque lo mejor es añadirlo como especia aromática más que como una tisana específica de anís. Aun así, el anís verde es uno de los mejores correctores de sabor para las tisanas medicinales, muchas de las cuales tendrían un sabor realmente repugnante si no fuera por la adición de esta maravillosa especia.

La acción anticólica del anís no solo se debe al hecho de que los componentes de la planta disminuyen los gases intestinales (lo cual mejora la distensión del intestino y del dolor), sino que también se ha observado una acción relajante sobre el sistema neuromuscular, reduciendo los espasmos o contracciones dolorosas. Esta acción sobre el sistema nervioso está comprobada en dosis elevadas que provocan sopor, anestesia y analgesia, y hace que el anís se utilice como corrector de sabor especialmente en aquellas tisanas en que nos interesa potenciar una acción calmante o sedante.

Estimula la secreción de leche

El anís tiene una acción galactogoga, o sea, que aumenta la secreción de leche. No solo la aumenta sino que parece otorgarle algo de su sabor dulzón, siendo especialmente agradable para los bebés, sin que les comporte ningún efecto secundario. Se recomienda que los bebés que tienen cólicos infantiles por exce-

so de gas o de eructos que no sacan bien no solo tomen preparados a base de anís, sino que también la madre en lactancia
también lo consuma, para aumentar la leche y para proteger a
su hijo».

En un estudio realizado en Malasia se comprobó que el consumo de anís tiene acción antilipasa pancreática, sugiriendo la
utilidad de esta planta en el tratamiento de la obesidad.

◠ En la cocina ◠

Cocineros, pasteleros, bodegueros y confiteros han utilizado los
frutos de anís para la elaboración de los alimentos más refinados, desde pasteles a galletas, sin olvidar las famosas grageas o
«anises». Además, es la planta más apreciada para la fabricación
de licores dulces, que reciben el nombre genérico de la planta.

Como toda la planta tiene sabor intenso a anís, y aunque la
especia medicinal sea especialmente la semilla, también pueden
utilizarse las hojas de la planta, que picadas se pueden añadir a
sopas, pastas, ensaladas, legumbres o verduras, o también para
aromatizar el pescado, uno de los usos más típicos del anís en
la cocina mediterránea.

Aunque una buena sopa bullabesa no debe estar carente de
anís, el anís gana todo su sabor cuando lo utilizamos en los postres y platos dulces, y para ello recomendamos mezclar la semilla de anís finamente pulverizada con diez partes de azúcar fino,
para aderezar los platos que debamos endulzar.

El licor de anís es universalmente conocido, no solo en los
licores en los cuales es la única especia añadida, como el anisse-
te, sino también en muchos licores realizados a partir de mezclas de hierbas, como el vermut, el pastís Ricard, el licor Benedictine, etcétera.

Salsa rápida de anís

- 50 gramos de mantequilla
- 1 cebolla mediana
- 2 limones (el zumo)
- 2 cucharaditas de anís en polvo

Se derrite la mantequilla, y se añaden el resto de ingredientes finamente picados, incluida la cebolla que se incorpora rallada y cruda. Se deja reposar 5 minutos para que se mezclen los ingredientes.

Es una excelente salsa para aderezar los pescados, y también para ensaladas. En razón a su alto contenido en limón, no combina tan bien con platos con fécula, como los de legumbres o las patatas.

Comino

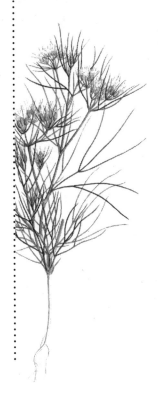

Cuminum cyminum

Su nombre deriva de su denominación babilónica *kamon*, de la cual derivó el nombre griego de *kuminon*. Según la tradición griega, el comino es adecuado para facilitar la concepción en las mujeres.

El comino es originario de Turquía, Próximo Oriente, Egipto y la parte oriental de la cuenca mediterránea, aunque está extendido también por muchas otras regiones de Asia y América. Es una pequeña semilla de color verdoso, que es de forma elíptica y presenta numerosas estriaciones longitudinales. Su sabor es dulce, y recuerda al del anís, pero es algo más basto y menos perfumado, algo picante y cálido.

Sustancias identificadas

Aceite esencial: aldehído y alcohol cúmicos (cuminaldehído), p-cimol, terpineol, alfa-pineno, beta-pineno. Glucósidos: luteolol-7-glucósido y apigenol-7-glucósido. Aceite fijo.

᪗ Propiedades terapéuticas ᪗

Dulce para la diabetes

Hay estudios interesantes en relación al comino, que nuevamente nos vienen a decir que las especias con sabores dulces tienen algo que decir en el tratamiento de la diabetes. En un estudio sobre animales de experimentación se observó que la adición de comino era más efectiva que la de un antidiabético oral (glibenclamida) a la hora de reducir la glucosa, la hemoglobina glicosilada y los triglicéridos. Aunque seguimos recomendando que los diabéticos tomen las pastillas o la insulina que les aconseja su médico, es importante saber que esta humilde especia nos puede echar una mano en el tratamiento. No solo mejora la glucosa, sino que a largo plazo tiene una cierta actividad preventiva de la catarata diabética.

Digestivo y para la producción de leche

Esta es sin duda una de las indicaciones básicas de esta planta, y de la mayoría de las umbelíferas con sabor anisado. Se recomienda en caso de vientre doloroso, gases y de meteorismo que sube o que baja.

Para ello bastará hacer una tisana de comino, pero también puede ser interesante añadirlo a aquellos alimentos que nos puedan producir más flatulencia, como las judías secas o la col.

A nivel digestivo es estomacal, antiespasmódico, carminativo y discretamente sedante; con efectos muy parecidos a los del hinojo, el anís o la alcaravea. También ayuda a la madre lactante a producir más leche.

CURIOSIDADES HISTÓRICAS

En la Biblia se dice que el pueblo hebreo utilizaba el comino para aderezar los panes y las sopas, y durante el rito de la circuncisión, se utilizaba para evitar la infección.

Si nos remitimos a los escritos de Plutarco, entre los griegos el obsequio de comino y sal era un símbolo de amistad, mientras que en los países eslavos era el pan y la sal; pero el pan de los eslavos estaba protegido de los demonios del bosque, porque antes de meterlo al horno se le añadía (y aún se le añade) comino. Entre los romanos servía para preparar aceites y vinagres balsámicos, con los que aderezaban especialmente el pescado.

Me importa un comino
El dicho «Me importa un comino» hace referencia a que la semilla es pequeña y de poco o casi ningún valor, aunque no parece que sea de origen castellano, ya que en la antigua Grecia el comino simbolizaba todo aquello que es pequeño o minúsculo, y se decía de los avaros que incluso compartían un comino; a este respecto, Teócrito aconseja a un viejo avaro que cueza un plato de lentejas si no quiere correr el riesgo de cortarse la mano cortando un grano de comino.

✐ En la cocina ✐

El comino es una de las especias más apreciadas en la cocina mexicana. Podemos añadirlo con libertad en una salsa cuya base tenga el limón para aderezar platos de carne o de verduras, y si lo mezclamos con otras especias picantes, tendremos la base de sabor de muchas comidas mexicanas.

Resulta un condimento especialmente delicioso si freímos sus semillas con un poco de aceite de oliva y lo añadimos sobre la verdura al vapor.

El comino sirve además para aromatizar los quesos, especialmente algunos de pasta cocida de origen holandés, que nos venden ya con la especia incluida.

MIEL DE COMINO

- 500 g de miel líquida
- 50 g de comino en polvo
- 20 g de pimienta en polvo

En los países árabes, donde consideran que el comino tiene una virtud notablemente afrodisíaca, preparan una miel que dicen que puede despertar todos los sentidos con la mezcla de los anteriores ingredientes.

El comino también puede encontrarse como uno de los ingredientes de las recetas que aparecen en las páginas 315, 318, 319, 320, 321, 324, 329, 330, 333, 334, 335 y 337.

Coriandro

Coriandrum sativum

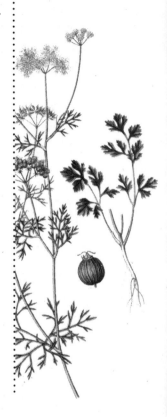

También conocido como cilantro, es una planta originaria de la zona de Egipto, Sudán, Libia, aunque naturalizada desde tiempos muy antiguos en la parte europea y asiática del Mediterráneo, hoy en día se encuentra repartida por todas las zonas tropicales y subtropicales del mundo. Para estos países, su hoja es lo que el perejil a los templados.

Se trata de una planta de la familia de las Umbelíferas, que nos recuerda la del anís, con un sabor único y característico. Del cilantro sorprende en primer lugar el aroma, un aroma intenso y casi picante que cuando se mezcla con otros alimentos se vuelve una especie dulce y aromática, una explosión de sabor para una sola planta.

SUSTANCIAS IDENTIFICADAS

Aceite esencial: coriandrol, geraniol, acetato de linalilo, borneol, felandreno, pineno. Los frutos pequeños tienen más aceite esencial que los grandes. Taninos, aceite fijo, ácido málico.

USADA HACE MÁS DE OCHO MIL AÑOS

El término *coriandro* tiene relación con su olor, considerado por algunos como fétido y que recuerda al de los chinches, y de ahí su nombre, que deriva de *koris* (chinche) y de *andros* (hombre), «el esposo de las chinches».

Las semillas se han encontrado en excavaciones neolíticas del VII milenio a. C. y uno de los primeros textos que lo describe proviene del sánscrito, y se calcula que es del siglo XVI a. C.

Los egipcios lo utilizaron para aromatizar el vino, ya que consideraban que con su adición emborrachaba mucho más, y al igual que muchas otras especias, en algunas tumbas reales —como la de Tutankamón— se han encontrado sus semillas.

La devoción por esta aromática planta se extendió a griegos y romanos, quienes tuvieron un gran aprecio por esta planta y extendieron su uso por toda Europa. Solían aderezar numerosos platos como el cocimiento de cebada, las salsas, el pan, etc., y el famoso gastrónomo romano Apicius nos indica que la salsa de coriandro era especialmente apreciada para degustar los mariscos de concha.

Hoy en día no se entiende la gastronomía árabe, oriental, india o latinoamericana sin el cilantro, omnipresente en muchos platos.

❧ Propiedades terapéuticas ❧

Un gran digestivo

El coriandro tiene una función digestiva, carminativa y espasmolítica, por lo que es muy útil para aliviar los dolores cólicos del intestino y aquellos provocados por una alimentación excesivamente fuerte.

Entre los antiguos escritos de la escuela de Salerno hay un pequeño poema que nos describe las virtudes del coriandro, en el que se lee:

> Para el estómago puedes tomar, la semilla de coriandro
> si tienes vientos cerca, por arriba o por debajo
> y salen haciendo ruido, o incluso con fracaso.

Sus efectos digestivos son debidos a su acción relajante y suavizante sobre la mucosa digestiva, que reduce las flatulencias, la inflamación, el estreñimiento y los síntomas inflamatorios.

Los beneficios del coriandro se sitúan en todas las partes del tracto digestivo, porque además de abrir el apetito puede reducir la gastritis y la inflamación del estómago, las patologías del intestino delgado y grueso, y también el estreñimiento.

La acción sobre el sistema digestivo lo es por varias vías: primero, reduciendo el espasmo intestinal, por lo que es un remedio ideal para flatulencias, pinchazos en el estómago o digestiones lentas. Secundariamente, la relajación digestiva es de una gran ayuda en casos de estreñimiento. Las personas con colon irritable pueden beneficiarse también de su acción antiespasmódica.

En un estudio americano, se observó que el extracto de coriandro mejoraba dos de cada tres casos de dolores abdominales, gases, pinchazos o digestiones lentas, la causa principal por la que recurre la gente a tisanas de plantas.

Útil para muchas otras afecciones

Especialmente cuando nos encontramos con un problema inflamatorio de la piel que produce eccema, dermatitis, enrojecimiento, y también en la psoriasis y la rosácea.

Debido a su acción digestiva, también actúa sobre el metabolismo general bajando los niveles de glucosa, y así se ha recomendado en casos de diabetes mellitus. Además, ayuda a reducir el colesterol y mejora el colesterol «bueno».

Sus aceites esenciales tienen acción antiséptica; de hecho, la mayoría de aromas intensos tienen esta capacidad antibiótica. Parece afectar especialmente a la levadura *Candida albicans*, por lo que en estos casos será la especia de elección.

Se recomienda, aunque con menos peso científico, en casos de insomnio, afecciones del hígado y en la intoxicación por metales pesados.

En la cocina

Hoy he comprado cilantro en el mercado y lo he cortado para ponerlo en una bolsa y guardarlo en el congelador, una buena solución si queremos usar la hoja fresca todo el año. Aún me huelen las manos a su magnífica esencia, mientras escribo este capítulo.

Las semillas deben machacarse antes de su uso, para que saquen todo su aroma, y esto se puede hacer en un mortero o con la batidora, si estamos realizando una salsa o una base líquida. Es un excelente condimento a añadir a todos los platos de la cocina mexicana o árabe, y en especial a los que tienen judías secas o garbanzos. Se puede añadir a una salsa de crema ácida de leche para realzar los platos de cocina mexicana, añadirlo al rebozado de los fritos de comida asiática (japonesa o china), o al caldo de pollo en caso de cocina latinoamericana.

Se utiliza en múltiples platos, desde el curry de la India, hasta como sazonador de salchichas o aromatizante para cigarrillos. En Perú y Ecuador se utiliza de manera casi universal, y forma parte del sabor típico de su rica gastronomía. En estos países es muy habitual añadir las hojas frescas en los caldos de pollo y arroz.

El cilantro, o coriandro verde, se utiliza en numerosos países tropicales como un sustituto del perejil, al cual se asemeja muchísimo en la forma, aunque su sabor no sea en absoluto parecido.

Añadido a sopas, cremas y platos guisados, especialmente puesto al final, cortado y en crudo como hacemos con el perejil, nos dará un toque original y exótico a los platos.

Hummus al coriandro

- 1 parte de tahine o pasta de sésamo
- 3 partes de garbanzos hervidos (o de berenjena asada, alternativamente)
- Aceite de oliva
- Limón
- Hojas de coriandro frescas

Esta mezcla tradicional árabe se consigue pasando el tahine y los garbanzos hervidos (o la berenjena asada) por la batidora hasta producir una pasta homogénea. Al final, se añade aceite de oliva, un chorrito de limón y hojas de coriandro frescas finamente picadas.

Aunque también se puede añadir perejil, el cilantro nos da un toque exótico que nos aproxima a los países árabes; no en vano en francés denominan al cilantro como perejil árabe.

El coriandro también puede encontrarse como uno de los ingredientes de las recetas que aparecen en las páginas 318, 319, 320, 321, 325, 328, 337.

Eneldo

Anethum graveolens

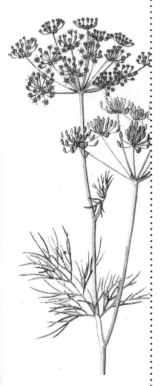

Es del sur de Rusia y de regiones mediterráneas, que se extiende hasta la zona del Cáucaso. Se cultiva en Europa, donde es más popular en las zonas del centro y norte que en el sur, pero es apreciada incluso en los países escandinavos. Se utilizan hojas y semillas.

Con frecuencia la gente confunde el hinojo con el eneldo, ya que las plantas se parecen mucho, aunque son de sabor diferente. Mientras que el hinojo tiene un sabor intensamente anisado y puro, el eneldo puede resultar un poco desagradable, debido a su sabor especiado.

El aroma de la semilla de eneldo es suave, algo alcanforado y moderadamente amargo, y nos recuerda al de la alcaravea. El de la hoja es más ligero y algo dulzón, con un toque a limón que se atribuye al aneteno presente en el aceite esencial.

SUSTANCIAS IDENTIFICADAS

Aceite esencial: aneteno, carvona, limoneno, miristicina, felandreno. Aceite fijo, sitosterol, aleurona.

LA «PÓCIMA» DE LOS GLADIADORES

En la época romana se consideraba que tomar semillas y hojas de eneldo daba una gran fuerza y resistencia a los gladiadores, quienes se untaban con aceite en el cual se había macerado esta planta. El famoso gastrónomo romano Apicius ya nos da una receta del pollo al eneldo, y se sabe que gran cantidad de jardines de mansiones romanas plantaban la planta para su uso culinario.

✍ Propiedades terapéuticas ✎

Para los cólicos

Como la mayoría de las umbelíferas, es una planta carminativa, o sea, preventiva de las flatulencias, gases y meteorismos, y tiene, además, una acción estomacal.

En casos de dolores cólicos y flatulentos del intestino, recomendamos preparar un agua de eneldo de efectos sorprendentes, disolviendo 2 o 3 gotas de aceite esencial de eneldo en un vaso de agua, o simplemente haciendo una tisana con la planta, poniendo 2 o 3 cucharaditas de los frutos algo molidos en un vaso de agua; también se puede aderezar cualquier alimento con 2 cucharaditas de hoja fresca de eneldo cortada bien fina.

✍ En la cocina ✎

El eneldo se utiliza como hierba condimentaria en la preparación de vinagretas y marinadas en toda el área de Europa central y del norte, desde Alemania a los países escandinavos y Rusia.

En italia se toman los brotes jóvenes del eneldo como verdura. Se recomienda utilizarlo en salsas para ensaladas, aunque también es ideal para verduras, marisco, pescados, sopas y salsas. En Oriente se utiliza su fruto para repostería y cocina.

SALSA DE ENELDO Y LIMÓN

- Hojas de eneldo (en su defecto, también podemos hacerla con hinojo)
- 1 cebolla dulce (o una escalonia)
- 200 gramos de crema de leche espesa
- ½ o 1 limón
- Aceite de oliva
- Sal y pimienta blanca

Se mezcla la crema de leche (que ha de tener consistencia de yogur espeso, que podemos conseguir mezclando a partes iguales la crema de leche líquida con un queso fresco cremoso), el zumo del limón (½ o 1, si nos gusta más ácido) y un poco de ralladura de corteza de limón. Se añade un chorrito de aceite de oliva, el eneldo y la escalonia o la cebolla finamente cortadas, y se sazona con sal y pimienta blanca.

Esta salsa se conserva en el refrigerador hasta su consumo, y es excelente para acompañar pescados a la brasa, especialmente el salmón.

Hinojo

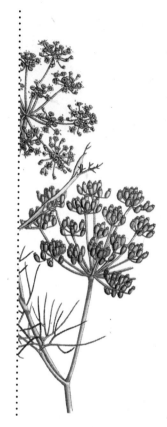

Foeniculum vulgare

El hinojo, una planta típicamente mediterránea que jalona los caminos, y que gusta de lugares arenosos para ofrecernos una de las esencias más perfectas dentro de la familia de las Umbelíferas.

Su nombre latino *Foeniculum*, deriva de *foenum*, o heno, por el aspecto que tienen sus hojas secas.

El hinojo se confunde con facilidad con el eneldo, y de hecho se recomienda no sembrarlos juntos porque producen polinización cruzada y se mezclan entre sí.

Su aroma es anisado, pero más aromático que el anís verde, más dulce y algo menos picante.

SUSTANCIAS IDENTIFICADAS

Aceite esencial: anetol, estragol, alfa-pineno, mirceno, felandreno, camfeno, limoneno. Umbeliferona, bergapteno, flavonoides, aceite esencial, beta-sitosterol, cumarinas.

✍ Propiedades terapéuticas ✍

Antiinflamatorio

La semilla de hinojo tiene más poder antioxidante que la vitamina E (uno de los antioxidantes de referencia) y un alto poder antiinflamatorio.

Los efectos son misceláneos, porque de su poder antioxidante y antiinflamatorio, se recomienda en la artritis, artrosis con reagudizaciones frecuentes.

Para la memoria

Es una de las especias clave a introducir en la dieta de la persona con pérdidas de memoria o con demencia, ya que diversos estudios han encontrado que puede aumentar la tasa del neurotransmisor cerebral acetilcolina.

Digestivo

Es eficaz para aliviar las flatulencias, y también como antiinflamatorio, estimulante y antiespasmódico digestivo. El efecto antiinflamatorio se extiende al sistema digestivo, ya que diversos estudios han demostrado su utilidad en colitis, enfermedad de Crohn o de otras enfermedades inflamatorias digestivas.

Propiedades «históricas»

Dioscórides relata que estimula la producción de leche y además es un buen diurético, y Plinio, que facilita la expulsión de los cálculos de la vejiga urinaria, y que es afrodisíaco, y recomienda su jugo para el mal de oído, instilándolo dentro de él.

En la cocina

Tostar las semillas de hinojo nos acentuará y nos modulará su sabor, haciéndolo aún más aromático.

De la planta se aprovechan muchas partes y, aunque la especia tal como la conocemos es solo la semilla, se puede consumir como verdura no solo el bulbo del hinojo de Florencia, sino también sus tallos jóvenes, como hacen los italianos, quienes desprecian la semilla y prefieren otras partes de esta planta.

El hinojo sirve para la fabricación de licores y vinos aromáticos y para la confección de panes y repostería, así como para aderezar los platos de legumbres, de verdura o de pescado.

El hinojo es una especia muy mediterránea, y combina muy bien con el pescado, incluyéndose además en algunas mezclas del curry en sustitución del comino.

También podemos conseguir en el mercado la raíz de hinojo, aunque en este caso no estamos hablando de una especia, sino de una verdura. Se trata de la misma planta, pero en una variedad híbrida cultivable para que forme la raíz, que en las plantas salvajes no se produce. Tiene el sabor anisado típico del hinojo, aunque su aroma es mucho más suave y ligero.

MACARRONES AL HINOJO SALVAJE

- 50 o 100 hojas tiernas de hinojo
- 350 gramos de macarrones
- 2 litros de agua
- 4 dientes de ajo
- 1 cebolla grande
- 400 gramos de tomates maduros
- Sal y pimienta

Lavaremos y picaremos las hojas tiernas de hinojo y las herviremos en agua salada durante diez minutos, para luego reservarlas. Luego coceremos los macarrones en esta agua de hinojo hasta que estén al dente.

La salsa se prepara como una salsa de tomate clásica, sofriendo ajo y cebolla, pelando los tomates maduros y poniéndolos en la sartén, que se irán aplastando con un tenedor de madera y rectificando de sal y pimienta. A los diez minutos se añaden dos o tres cucharadas soperas de las hojas de hinojo hervidas previamente y se acaba la cocción durante cinco minutos más. Se vierte sobre los macarrones al dente, añadiendo parmesano rallado.

El hinojo también puede encontrarse como uno de los ingredientes de la receta que aparece en la página 328.

4
Las especias dulces

···

S in duda, el deseo de alimentos dulces es el más común de
todos. La persona que los quiere busca energía, que posiblemente le falta en la vida diaria, y tal vez a lo algo de la jorna-
da tiene que hacer muchas cosas que no le gustan. No siempre
el que desea dulces es obeso o tiene sobrepeso, muchas veces es
justo lo contrario, una persona que come mal y poco, y que se
apoya en los alimentos dulces para conseguir la energía que le
está fallando cuando tiene una hipoglucemia (un bajón del azúcar sanguíneo). Quien busca dulzura en los alimentos es quizá
porque no la encuentra en su vida privada, laboral o sentimen-
tal. Si deseas reducir esa apetencia irracional por los dulces,
date un gusto, endúlzate emocionalmente, tómate un tiempo
para ti. Una vez que te des permiso para ser feliz, posiblemente
acudirás menos a la despensa de los dulces.

Según la medicina china, los sabores dulces se relacionan con
el elemento Tierra. Un poco de dulce es generalmente beneficioso, ya que nos aporta energía, enriquece la sangre y alivia la preo-
cupación, ya que nos endulza el momento. Un exceso, en cambio,
ocasiona un metabolismo débil y lento y puede afectar al páncreas y al bazo, pudiendo conducir a la obesidad, la diabetes, la
letargia, la anorexia relativa y al envejecimiento prematuro.

Las especias en sí no son dulces o saladas, aunque algunas,
como la canela o la vainilla, se pueden considerar más aptas
para los platos dulces que para los salados.

Aunque sobre gustos no hay nada escrito.

Canela

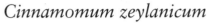

Cinnamomum zeylanicum

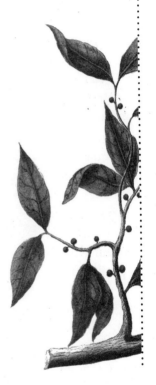

El nombre científico *Cinnamomum zeylanicum* nos indica claramente su zona de origen, la isla de Ceilán (Sri Lanka). Además, *canela* significa «pequeña caña», y parece derivar del portugués, y Portugal fue potencia colonial en la zona.

Es una de las especias conocidas desde la más remota Antigüedad, y apreciadas como si se tratara de oro. Se produce a partir de la corteza seca de árboles de la familia de las Lauráceas, como el más conocido laurel.

La canela molida es una de las especias más utilizadas en todo el planeta, y está entre las más conocidas. La canela en rama se nos presenta en largas piezas de corteza comprimidas, y enrolladas sobre sí mismas. Tiene sabor dulce, y una intensa fragancia con sabor a madera.

Sustancias identificadas

Aceite esencial: cinamaldehído, eugenol, éster cinámico acético, ácido cinámico, linalol, cariofileno. Taninos, pectina, sacarosa, pentosano, oxalato de calcio, metilacetona.

✑ Propiedades terapéuticas ✑

Dulce para la diabetes

La canela la hemos clasificado entre las especias dulces, aunque su sabor nos destaca muchas otras tonalidades aromáticas. Sin embargo, los estudios médicos sobre su eficacia terapéutica nos destacan un hecho sorprendente: es buena para la diabetes, la enfermedad de la sangre dulce. Nada mejor pues que utilizar canela, sin endulzar, para estimular estos sensores gustativos del dulce sin subir la glucemia y ejerciendo un efecto positivo sobre el desarrollo de la diabetes.

No se tienen claros cuáles son los mecanismos por los que actúa la canela, pero autores alemanes nos indican que la administración de extractos de esta especia mejora la efectividad de la insulina, reduciendo los niveles de glucemia y mejorando la tolerancia al azúcar. Compuestos de la canela como el cinamaldehído y el eugenol podrían ser los responsables de esta acción.

Este efecto se comprobó sobre ratones de laboratorio; pero cuando se han estudiado a las personas el resultado ha sido en el mismo sentido, ya que en un metaanálisis (o estudio de varios estudios previos) bastante riguroso que se hizo sobre 534 pacientes, asociaba el consumo de canela estadísticamente con una disminución de los niveles de glucemia en ayunas, de los triglicéridos y del colesterol, con elevación del llamado colesterol bueno.

Un poderoso antioxidante

Este efecto antidiabético se ha encontrado tanto en la canela de Ceilán como en la casia, y se supone que tiene que ver con su potencial antioxidante. Al evaluar la actividad antioxidante de los extractos de canela —lo que tiene interés no solo para nuestra salud, sino también para encontrar aditivos alimentarios saludables y de origen natural—, se concluyó que tanto el extracto etéreo como el alcohólico o los extractos de canela demostraron inhibir el proceso oxidativo en un 68 por ciento, un 95 por ciento y un 87 por ciento, respectivamente. Los resultados nos sugieren que los extractos de canela se podrían utilizar como conservante y preservante de los alimentos, una de las utilidades conocidas de numerosas especias. Es posible que esta acción antioxidante ejerza protección sobre el tejido glandular del páncreas.

También se ha podido demostrar que el consumo de canela acelera la cicatrización de las heridas, consumida por vía oral y no directamente aplicada sobre ellas. Posiblemente por una acción antioxidante, la canela estimula la granulación del tejido lacerado y permite una mejor cicatrización.

Actúa sobre el metabolismo

Eficaz en casos de sobrepeso, prediabetes, hipertensión, exceso de triglicéridos, colesterol y ácido úrico.

Cuando se presentan unidos varios de estos problemas, posiblemente estamos hablando de un síndrome metabólico. Notaremos mejoría si introducimos la canela en abundancia en platos dulces y salados. Tal como señala un estudio, después de tomar canela durante tres meses (1 gramo diario) se redujeron los niveles de azúcar, de la tensión y la cantidad de grasa corporal.

Es antibiótica

La presencia de aceites aromáticos con alto poder bactericida hace pensar que el uso tradicional no solo era para mejorar el sabor, sino también a impedir la degradación de los alimentos. La canela ha demostrado tener una acción antibiótica interesante sobre microbios tan resistentes a los antibióticos como por ejemplo *Candida albicans*. Pero cabe señalar que el espectro de actuación del aceite esencial incluye a microorganismos como *Candida, Aspergillus niger* o *Histoplasma capsulatum*. Se recomienda para afecciones infecciosas del sistema respiratorio, especialmente cuando se sospecha una causa micótica (por hongos).

Para quistes de ovarios

El quiste ovárico se trata de un trastorno hormonal que afecta la menstruación, puede producir sobrepeso y alteraciones de la piel como acné y dermatitis que presentan hasta un 10 por ciento de las mujeres, y que más de la mitad lo viven dolorosamente.

Se seleccionó a un grupo de mujeres con esta alteración y se les dio un gramo diario de canela durante ocho semanas. El resultado fue que no solo se redujo la glucosa sino que también mejoraron los síntomas derivados de los quistes ováricos.

✎ En la cocina ✎

La canela aromatiza numerosos platos de la cocina internacional. Pero es en los postres donde sin duda se ha ganado su autoridad como especia culinaria. Es un elemento indispensable para las compotas, sean de manzana o de ciruelas u otra fruta seca. Los pasteles, arroces dulces y galletas deben ir, en muchas ocasiones, acompañados del exquisito aroma de esta exótica especia. Y tanto el café como el cacao ganan en sabor y delicadeza si añadimos un poco de canela. Y es el complemento ideal para los platos con chocolate, o para aromatizar la tarta de manzana.

No se aconseja añadir canela en polvo cuando el líquido está hirviendo, porque de esta manera pierde gran parte de su aroma. Como norma general, se añadirá canela en rama a todos aquellos platos que tengan que hervir un rato, o bien se añadirá en polvo, por encima de un plato ya cocido.

MANZANA AL HORNO

- 1 manzana
- 1 cucharadita de miel
- ½ rama de canela
- 1 rodaja de naranja (opcional)

Se corta la manzana sacándole la «tapa» de la parte superior y quitando el corazón y las semillas. En el hueco ponemos la miel y la canela partida (y opcionalmente la rodaja de naranja). Se vuelve a tapar y se pone al horno a 180 grados o bien en el microondas, hasta que la manzana esté blanda. Se deja enfriar, y ya está lista.

La canela también puede encontrarse como uno de los ingredientes de las recetas de las páginas 110, 315, 318, 319, 320, 326, 327, 328, 332, 333, 334 y 337.

Estevia

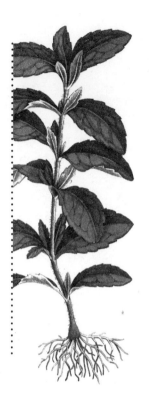

Stevia rebaudiana

Es de origen paraguayo, denominada *hierba dulce* y en idioma guaraní *Kaa Jee* (hoja de miel). Los indios guaraníes ya la utilizaban como planta medicinal y suplemento alimentario desde épocas precolombinas, para edulcorar el mate y otras infusiones.

El principal país productor es China (que es el proveedor principal de Japón), seguida por la zona de origen, que es Paraguay, Uruguay y norte de Argentina.

Sustancias identificadas

Glucósidos (Steviósido y rebaudiósido), flavonoides, alcaloides, xantófilos, oligosacáridos.

✎ Propiedades terapéuticas ✎

Un edulcorante para la diabetes

Se recomienda la estevia en el tratamiento de la diabetes, y como edulcorante acalórico, aunque no de uso dietético habitual por las razones que veremos más adelante.

Es unas treinta veces más dulce que el azúcar y contiene glucósidos como el esteviósido (que en realidad es una mezcla de ocho glucósidos diferentes), su principal agente edulcorante, rebaudiósidos, dulcósidos y rabonósidos.

Estudios recientes parecen indicar que el esteviósido reduce además la absorción de azúcares en el sistema gastrointestinal, los niveles de glucosa plasmática, la tensión arterial y, además, tiene un cierto efecto bactericida sobre los alimentos, lo cual podría tener su interés en su aplicación puramente alimentaria. Como planta medicinal se recomienda en dosis de un gramo diario, que fácilmente se podría conseguir si se utilizara como edulcorante habitual, especialmente en personas con diabetes de tipo II (que son los que no toman insulina, sino antidiabéticos por vía oral).

Otras indicaciones teóricas de la estevia, según se desprende principalmente de los resultados de algunos estudios japoneses, es el tratamiento de la hipertensión, alergias, hepatitis o pericarditis, y como prevención de los problemas generados por la diabetes.

Efectos secundarios

Esta planta puede tener algunos efectos secundarios. El primero es que no está claro su efecto sobre la fertilidad, puesto que en estudios sobre ratones, su consumo provocó un menor número en el recuento de espermatozoides y el número de cachorros. No existen datos que confirmen el mismo efecto en seres humanos, aunque puede tener un efecto androgénico.

En estudios científicos se considera un edulcorante bastante seguro en uso ocasional, aunque no se conoce todavía qué puede pasar con su uso continuado.

El riesgo para la salud del consumo regular de estevia parece ser inferior al de otros edulcorantes como la sucralosa, el aspartamo o la sacarina.

❧ En la cocina ❧

La estevia en realidad es un excelente edulcorante y sus hojas frescas se pueden utilizar para incluir en tisanas e infusiones, aunque también en la confección de salsas. Hoy en día, la única manera de encontrar hojas de estevia frescas es comprar la planta entera en una floristería y cultivarla en una maceta. Las hojas secas también conservan el sabor dulce, y se pueden añadir a platos de postre o repostería, o en forma de limonadas o jugos frutales. El jugo de hojas frescas se conserva largo tiempo en el frigorífico.

Se puede utilizar la hoja de estevia seca o bien sus extractos, preferiblemente líquidos. Una cucharadita de hoja de estevia equivale aproximadamente a diez de azúcar, y ocho gotas de extracto líquido equivalen a una cucharadita de azúcar. En forma de edulcorante más clásico (gotas, pastillas, etc.), se puede utilizar, como alimento seguro para el consumo.

CREMA DE ESTEVIA

- ½ litro de leche (de vaca o de avena)
- 15 gramos de agar-agar
- 1 cucharadita de hojas secas de estevia (o su equivalente en extracto, más o menos unas 80 gotas)
- Semillas de sésamo
- Canela en polvo (opcional)

Se pone a hervir la leche de vaca o de avena, y cuando entra en ebullición le añadimos el agar-agar (gelatina vegetal) y las hojas secas de estevia reducidas a polvo o su equivalente en extracto, y se deja en ebullición muy lenta durante 3 o 4 cuatro minutos.

En una sartén pondremos unas semillas de sésamo que tostaremos moderadamente.

Cuando la leche con estevia se empieza a enfriar, la vertemos en un bol y por encima ponemos las semillas de sésamo y espolvoreamos opcionalmente con canela.

Se sirve en el bol, ideal para acompañar unas brochetas de frutas que remojaremos en la salsa.

Vainilla

Vanilla planifolia

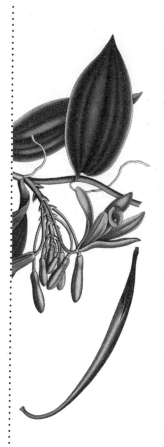

La vainilla es el producto de una orquídea trepadora originaria de México y América central. Aunque a nivel mundial existen diversas variedades de vainilla, las dos especies que la producen son *Vanilla planifolia* y *Vanilla pompona*, pero esta última nos ofrece unas vainas más gruesas y cortas —los *vainillones*—, con una vainilla de segunda calidad, de sabor menos profundo.

Desde su hábitat de origen, la vainilla se ha extendido por numerosas zonas tropicales del globo, como Martinica, Guadalupe, Costa Rica, Uganda, Seychelles, Reunión, Mauricio, Zanzíbar, Java, Tahití, Fiyi...

Si bien se conoció en España en el siglo XVI, en el resto de Europa no despierta interés hasta el siglo XIX.

SUSTANCIAS IDENTIFICADAS

El aroma está compuesto de azúcares complejos, aceites esenciales y minerales. El compuesto principal es la vainillina o vanillina, aunque tiene fenoles, eugenol, ácido caproico, lactonas, carbohidratos aromáticos y vitispiranos.

❧ Variedades destacadas ❧

El aroma varía en función de donde se haya cultivado. Hoy en día no se consideran a las variedades mexicana, las originales, como las de mejor aroma. Por su parte, ciertas vainillas de plantaciones en el Índico superan en calidad y precio a las otras.

La variedad más apreciada es la Txilotxitl, la flor negra, la flor recóndita, la princesa Xanat. Aunque algunos la prefieren, la vainilla mexicana tiene un aroma más estrecho, a veces algo rudo, el más parecido al original. Es más larga que otras, de hasta 15 centímetros, de color marrón negruzco y cubierta de una especie de polvo (microcristales de vanillina), señal de que la vaina está en sazón.

Las vainillas cultivadas fuera de México ya se seleccionaron con un criterio aromático, y consiguen una mayor armonía y equilibrio del aroma. La vainilla Bourbon es la que se cultiva en las antiguas colonias francesas (Madagascar, Mauricio, Reunión, Comores, Zanzíbar...). Es la más cotizada por su delicado aroma. La de Nueva Guinea viene de Indonesia y es poco conocida y con una calidad muy variable. La vainilla de Tahití goza de una buena reputación, aunque se utiliza más en cosmética que en alimentación. Se cultiva en toda la Polinesia y en Hawái.

❧ Historias sobre la vainilla ❧

El descubrimiento

Los aztecas ya conocían la vainilla. La denominaban *Txilotchitl* (flor negra) y, de hecho, imponían a los habitantes de la zona de Veracruz que los impuestos con que debían rendirles fueran pagados con esta deliciosa vaina, que utilizaban para aromatizar el *xocolatl*.

LA PRINCESA XANAT

Cuenta la leyenda que la vainilla brotó por primera vez de la sangre de la princesa Xanat Tzacopontziza, que significa «lucero del alba».

Un joven príncipe llamado Zkatan-Oxga, el Joven Venado, se prendó de ella en un amor prohibido, por lo que el padre de Xanat Tzacopontziza degolló a la princesa y a su amante. Sus cuerpos aún calientes fueron llevados hasta el adoratorio, y allí, tras extraerles los corazones, fueron arrojados en el altar de la diosa. En el lugar que se les sacrificó la hierba menuda empezó a secarse, como si la sangre de las dos víctimas allí derramada tuviera un extraño influjo, y empezó a brotar un arbusto del que, cuando alcanzó su crecimiento total, comenzó a nacer junto a su tallo una orquídea trepadora. Una mañana se cubrió de mínimas flores y todo aquel sitio se inundó de aromas. Atraídos por tanto prodigio, los sacerdotes y el pueblo no dudaron ya de que la sangre de los dos príncipes se había transformado en aquel arbusto (la planta del cacao) y en una orquídea (la vainilla). Y cuando las florecillas se convirtieron en largas y delgadas vainas y entraron en sazón, al madurar, despidieron un perfume todavía más penetrante, como si el alma inocente de Lucero del Alba se hubiera convertido en la fragancia más exquisita.

Bernal Díaz del Castillo (1516), cronista de Hernán Cortés en la conquista de México, en sus crónicas de *La verdadera historia de los sucesos de la conquista de la nueva España* nos dice que Moctezuma bebía un líquido realizado con maíz, cacao, miel y txilotxitl. El mismo Hernán Cortés fue el primer blanco en probar la famosa bebida reservada a los dignatarios aztecas, aunque su chocolate, además de vainillado, era amargo y picante.

EL VAINILLISMO

El perfecto aroma de la vainilla no ofrece solo ventajas, ya que las personas que manipulan esta especia pueden padecer una enfermedad llamada *vainillismo* que provoca urticaria, dolor de cabeza, molestias digestivas y erupciones varias de la piel.

Se dice que una causa de esta enfermedad es que la vainilla es muy rica en cristales de oxalato de calcio, aunque lo cierto es que el jugo de los tallos y hojas de ciertas especies de vainilla puede ser muy irritante, y puede producir ampollas en contacto con la piel. En Malasia utilizan precisamente este jugo, aplicándolo sobre el cuero cabelludo, para estimular el crecimiento del cabello.

Las personas alérgicas a la vainillina pueden tener reacciones alérgicas en la piel cuando se administran algún producto que contenga su extracto; en general son reacciones leves, que desaparecen al dejar de aplicar el producto.

Los españoles iban como locos buscando especias, ya que en realidad aún consideraban que hacían la ruta de las Indias. El interés por la curiosa especia sagrada fue muy alto, tanto que en pocos años ya se conocía en España, y por su forma la denominaron *vainilla*, pequeña vaina, nombre que ha persistido hasta nuestros días en prácticamente todos los idiomas; solo los que hablamos castellano entendemos perfectamente su significado.

El aroma de la vainilla

La planta de la vainilla no empieza a florecer hasta los tres años de vida, pudiendo producir vainas durante una década o un poco más. Estas aparecen al cabo de cuatro o nueve meses de la fertilización y se recogen cuando amarillean, pero entonces aún no tienen ningún tipo de sabor, sino que el aroma aparece mediante un proceso enzimático consecutivo a su desecación.

El complicado proceso de desecación consiste en exponer las vainas al sol durante el día y envolverlas por la noche para que rezumen la humedad sobrante y no se enmohezcan. Una vez bien secas, lo cual tarda aproximadamente unos seis meses, se guardan en envases herméticos de vidrio hasta su uso. En México las escaldan con agua hirviendo durante este proceso.

La adulteración

Todo ello hace de la vainilla genuina una de las especies más caras que existen, lo que motiva que la vainilla «natural» se vea frecuentemente adulterada, ya que algunas vainas de baja calidad se pueden aromatizar y elevar su sabor con vainillina sintética, o con extractos de haba de Tonka.

Los extractos de vainilla también suelen adulterarse como las vainas, por lo que el consumidor que desee el genuino producto natural deberá recurrir siempre a las vainas genuinas.

✐ Propiedades terapéuticas ✐

Los estudios sobre los efectos saludables de la vainilla no son tan numerosos como en otras especies clásicas; sin embargo, algunos datos nos parecen muy interesantes.

Poder afrodisíaco

El primer dato a retener es que clásicamente se ha considerado la vainilla como un excelente afrodisíaco; de hecho, esta creencia ya la tenían los aztecas, que también la consideraban un excelente remedio contra la infertilidad. Los estudios actuales nos indican que aumenta la libido, y se ha recomendado como tratamiento de la impotencia masculina.

Antioxidante y antimicrobiano

Los estudios farmacéuticos de la vanillina nos indican que es un potente antioxidante y antimicrobiano. El acné o los granos responden bastante bien cuando se aplica una pomada con vainillina. Por su acción antiséptica y antioxidante, la vainilla limpia y rejuvenece la piel. Esta misma acción hace que la vainilla sea también un excelente tratamiento externo de las quemaduras, ayudando a regenerar la piel con alivio del dolor.

Su acción antiséptica y suavizante la ejerce también sobre la mucosa respiratoria. Muchos jarabes para la tos contienen aroma de vainilla porque, además de enmascarar malos sabores, también ejerce una acción específica sobre los catarros, bronquitis y tos persistente.

La industria de la cosmética utiliza bastante la esencia de vainilla en la preparación de perfumes y cremas.

Para los problemas estomacales

Es un buen calmante del estómago, y un excelente remedio para las náuseas. Una infusión con una vaina de vainilla podría ser un tratamiento más que adecuado de las ganas de vomitar, o de la acidez de estómago.

Acción analgésica

La vainilla tiene una cantidad nada desdeñable de eugenol, al igual que el clavo de olor, por lo que como este se ha recomendado en el tratamiento de los dolores de muelas.

Tiene una acción analgésica parecida a la que tienen otras especias como la canela o el chile.

Acción sobre el cáncer

Los estudios de laboratorio en los cuales se observó el efecto dal extracto de vainilla sobre las células cancerosas han visto que la vainilla tiene en general una acción antimutagénica (o sea, que protege al ADN de las mutaciones), antioxidante y reductora del crecimiento tumoral.

Para el alzhéimer

La dieta de la persona con alzhéimer debería ser especiada, no solo por su acción antioxidante, sino también porque el extracto de vainilla ejerce una acción inhibidora de la acetilcolinesterasa, una enzima que aumenta la cantidad de acetilcolina en el plasma cerebral.

Las personas con alzhéimer tienen un déficit de esta enzima, y los fármacos con acción anticolinesterasa son uno de los tratamientos más en boga para paliar el alzhéimer y otras enfermedades neurológicas.

Hay bastantes plantas que pueden tener este efecto inhibidor de la enzima, entre ellas la vainilla; o mejor dicho, la vainillina, que es la que demostró una acción más potente.

☙ En la cocina ❧

La vainilla se usa especialmente en platos dulces y bebidas. Dado que las vainas imprimen su sabor a la leche que luego se utiliza para confeccionar los dulces, basta hervirlas un rato con la leche.

La vainillina industrial no tiene nada que ver con la natural, y aparte del sabor, no presenta ninguna de sus virtudes.

Escoge una buena vainilla

La vainilla que solemos comprar, la genuina, viene en un tubo hermético cilíndrico, donde hay dos o tres vainas secas de la planta, que deben presentar un color marrón negruzco y no estar secas, sino más bien húmedas, flexibles y olorosas; cuando parecen escarchadas son de la máxima calidad.

Es una especia cara, pero las vainas las podemos volver a utilizar varias veces; tan solo tenemos que pasarlas por agua y secarlas, y espolvorearlas con un poco de azúcar, y ya estarán listas para volver a conservarse. Evidentemente, una segunda o tercera utilización no nos dará tanto aroma, pero seguirá manteniendo el carácter de la vainilla natural.

VODKA A LA VAINILLA

Pon a macerar bastantes vainas en una botella de vodka. El alcohol es un magnífico disolvente para el aroma de la vainilla y lo mantiene durante largo tiempo, mientras que el vodka tiene un sabor neutro que realza el aroma de vainilla.

Con él se pueden aromatizar postres de frutas, chocolates, repostería y también puede optarse por tomarlo tal cual; es delicioso.

La vainilla también puede encontrarse como uno de los ingredientes de la receta que aparece en la página 225.

5
Las especias ácidas

....

El gusto ácido nos dice que el alimento es rico en ácidos orgánicos, que posiblemente nos ofrecerá vitaminas y minerales. Por eso, si estamos cansados y sedientos, pediremos ácidos.

> *Según la medicina china, el deseo de ácidos se relaciona con la angustia y la ansiedad; posiblemente su consumo pueda cambiar nuestra forma de pensar y volvernos un poco más amables y tranquilos.*

En la cocina oriental se estilan mucho. Los agridulces son un buen ejemplo de ello. Para elaborarlos tan solo hemos de dejar correr la imaginación. En primer lugar tenemos el vinagre —de sidra, de vino, balsámico, todos nos sirven por su alto contenido en ácido acético—. El segundo recurso que tenemos es el limón, que no hemos incluido en el libro porque no es una especia, pero que nos puede dar mucho juego. También las frutas contienen muchos ácidos orgánicos y en cocina oriental se utilizan para platos salados; un ejemplo de ello es el mango. Más recursos fáciles: introducir alimentos fermentados, como salsa de soja o verduras; los diversos tipos de encurtidos (olivas, pepinillos...), que también nos pueden aportar este ácido que a veces nos falta en el alimento. En la India tienen más productos, como el amchur, que no es otra cosa que mango verde desecado, o el kokum, la corteza de una fruta de la India, el mangostán, muy rico en ácido hidroxicítrico.

Alcaparra

Capparis spinosa

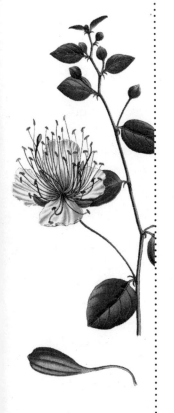

Aunque la alcaparra es una planta que conocemos porque crece en las riberas del Mediterráneo, era ya conocida entre los chinos en el siglo XVIII a. C. (se han encontrado en las excavaciones arqueológicas de las tumbas Yanghai).

El término deriva de *capparis*, y este, a su vez, de *cabeza*, ya que estos botones florales parecen pequeñas cabecitas.

De la planta de las alcaparras se obtienen las alcaparras propiamente dichas, que son los botones florales de la planta, y los alcaparrones, menos conocidos, y que son los frutos inmaduros de la planta. Ambos los podemos encontrar en forma de encurtidos.

Introducir las alcaparras en nuestra dieta es muy fácil, ya que se encuentran sin problemas en el mercado y se conservan largo tiempo.

SUSTANCIAS IDENTIFICADAS

Caparilósido A, glucosinolatos, estaquidrina, hipoxantina, ácidos orgánicos.

❧ Propiedades terapéuticas ❧

Excelente para los diabéticos

La alcaparra tiene numerosas virtudes medicinales, y los estudios científicos sobre ella son numerosos. Posiblemente una de las indicaciones de la alcaparra es por su actividad antidiabética, ya que el efecto reductor de la glucemia de la sangre se comprueba ingiriendo unas cinco o seis alcaparras diarias, o medio alcaparrón (eso sí, durante un mínimo de dos meses).

El consumo de alcaparras se ha relacionado con una mejoría de la glucemia plasmática, en un estudio que se hizo a 54 pacientes con diabetes tipo II, a quienes se les administró 400 miligramos de extracto de fruto de alcaparra tres veces al día. El resultado observado es que se redujo la glucosa, la hemoglobina glicosilada y los triglicéridos.

Aumenta la inmunidad y es antioxidante

Consumir regularmente alcaparras puede disminuir la población del microbio *Helicobacter pylori*, que cronifica las gastritis y la úlcera de estómago.

Son ricas en unas moléculas denominadas glicosinolatos, sustancias con gran contenido en azufre como la glucocapparina o la mercaptoglucocapparina. Se ha relacionado la presencia de glicosinolatos con un efecto estimulante de la inmunidad y reductor de la incidencia de cáncer. Esta actividad podría estar relacionada con su alto contenido en lectinas, que tienen acción aglutinante de los hematíes y que se han relacionado con una reducción de las metástasis cancerosas.

Un interesante estudio nos indica que las alcaparras, como reguladoras de la inmunidad, tienen una acción inhibidora de la replicación del herpes virus 1 y herpes virus 2. Los autores indican que podría ser utilizada especialmente en pacientes con inmunodeficiencia.

El efecto antiviral de la alcaparra es muy interesante, porque también se ha observado alguna actividad sobre el virus del sida, ya que una proteína aislada en la alcaparra, la lectina, es capaz de inhibir su mecanismo de replicación a través de la enzima transcriptasa inversa. Esta misma proteína ofreció actividad sobre la proliferación de diversas células cancerosas de mama, de colon o del hígado.

Las alcaparras tienen también efecto antioxidante y protegen de la actividad nociva de los radicales libres.

Para la inflamación reumática

Numerosos estudios nos indican que hay compuestos en la alcaparra que tienen una acción antiinflamatoria, como los flavonoides, el furfural o la estaquidrina; de hecho, los dolores reumáticos son una de las indicaciones clásicas de la alcaparra, mediante una compleja acción sobre el factor kappa B.

Estudios chinos han encontrado además bioflavonoides como la ginkgetina e isoginkgetina, que tienen efecto antiinflamatorio.

En la medicina tradicional, la alcaparra se han recomendado en el tratamiento del reumatismo; los estudios realizados con inflamaciones inducidas observaron que ocho de los trece compuestos aislados en el extracto acuoso de alcaparra tienen efectos antiinflamatorios.

Es un condimento indispensable en muchos platos de la comida italiana, y especialmente en las pizzas. También sirve para la realización de salsas (como la salsa tártara, holandesa o blanca) y debe probarse como condimento en los platos de pescado. Por su sabor a la vez ácido y picante sirve para neutralizar los alimentos excesivamente grasos o excesivamente sosos.

Como entremés forma una combinación agradable y netamente aperitiva junto con pepinillos, cebollitas y olivas.

SALSA DE ALCAPARRAS CON MANTEQUILLA

- 4 cucharadas de mantequilla blanda
- 2 cucharadas de jugo de limón
- 50 gramos de alcaparras, cortadas finas
- ½ cucharadita de sal

Disuelve la mantequilla en una sartén, y añade todos los otros ingredientes. Es un excelente acompañante para verduras al vapor o hervidas. Aquellos que tengan colesterol, pueden sustituir la mantequilla por aceite de oliva y un poco de vinagre. Desde luego que es otro sabor, pero también es deliciosa.

Se prepara en tan sólo 5 minutos.

Tamarindo

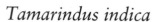

Tamarindus indica

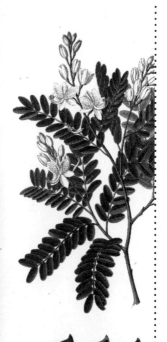

El árbol del tamarindo, como dice su nombre, procede de la India, y también de la zona de Somalia, aunque en España lo podemos encontrar en el sur como árbol ornamental; y además se ha extendido por toda el área sudamericana.

Se utiliza la pulpa del fruto, la legumbre desprovista de su corteza y de sus duras semillas, que nos ofrece una pulpa de color marrón, algo viscosa, de intenso sabor ácido debido a su riqueza en ácidos orgánicos, especialmente ácido tartárico y en menor cantidad málico, que son los que imprimen al tamarindo su acidez y aromático sabor.

En otros idiomas se le denomina *dátil de la India*; de hecho, en el nuestro también, porque etimológicamente *tamar* viene de «dátil», mientras que *indo* nos certifica su país de origen.

SUSTANCIAS IDENTIFICADAS

Ácidos orgánicos (especialmente tartárico y málico), glucósidos, fibra, minerales.

ᴄ⁊ *Propiedades terapéuticas* ⁊ᴄ

Efectos sobre el metabolismo

Muy refrescante, estimula intensamente la salivación y calma la sed y la boca seca. Uno de sus componentes, el ácido tartárico, es un potente antioxidante. Además es un diurético ligero, pero no solo hace orinar más, sino que aligera la composición de la orina reduciendo la presencia de cristales de calcio, y disminuyendo el riesgo de cálculos renales. Si has padecido de cólicos renales por piedras de oxalato, nada mejor que el tamarindo.

> *La indicación de mayor interés de la pulpa del tamarindo es que ayuda a reducir el riesgo cardiovascular sin efectos secundarios indeseables y con un delicioso y exótico sabor. Su consumo se relaciona con una reducción muy importante del colesterol de hasta veinte puntos.*

Además, su gran contenido en ácidos orgánicos lo hace un complemento ideal para diabéticos, ya que sus azúcares, escasos, parece que antes que aumentar la glucemia la reducen.

También tiene acción laxante y entra en la composición de algunos laxantes presentes en el mercado farmacéutico español.

ᴄ⁊ *En la cocina* ⁊ᴄ

Los usos culinarios del tamarindo como condimento son muy numerosos (aunque es en realidad un condimento poco conocido fuera de su área de crecimiento), y aunque por su sabor dulzón y ácido parece combinar más con platos dulces y postres, nos permite perfectamente hacer combinaciones agridulces y ácido-dulces que son muy populares en países tropicales.

SALSA DE TAMARINDO

Las salsas a base de tamarindo son bastante populares en la cocina caribeña y tailandesa, y se usan especialmente en los platos de pescado.

Veamos una inspirada en la cocina oriental, ideal para mojar con ella, por ejemplo, unas gambas peladas a la plancha:

- 1 taza de pulpa de tamarindo
- 2 ½ tazas de agua
- 15 gramos de jengibre rallado (mejor fresco)
- 3 dientes de ajo
- 3 cucharadas de azúcar
- 1 o 2 guindillas o salsa Tabasco (opcional)
- 1 cucharada de salsa de soja
- 1 cucharadita de maicena
- Sal

Se pone el agua al fuego y se echa la pulpa del tamarindo, para deshacerla en el agua a cocción muy lenta, durante unos 15 minutos, hasta su total homogeneización (si quedan fibras, lo mejor es pasar la mezcla por un colador).

Manteniendo la cocción se añade el resto de los ingredientes, excepto la maicena, y se dejan a cocción muy lenta durante 15 minutos. Se prueba la salsa y se corrige de azúcar la extrema acidez del tamarindo. Al final, se añade la maicena para que la salsa quede un poquito espesa.

El hecho de que sea tan ácido, hace que su combinación ideal incluya siempre algo de azúcar para reducir o neutralizar esta acidez, tanto en platos dulces como salados.

Se consigue en supermercados étnicos, en forma de vaina, de pasta, o incluso congelada para rehidratarla y hacer sorbete refrescante, que también podemos utilizar para otros fines.

La conocida salsa Worcestershire (o Lea&Perrins) es muy popular en los países anglosajones como aderezo para carnes y cócteles, y su origen es un vinagre especiado con tamarindo cuyo color amarronado se debe a la presencia de esta especia.

TEQUILA CON TAMARINDO

- 4 partes de hielo
- 3 partes de tequila
- 2 partes de agua de tamarindo (hecha con 100 gramos de pulpa y 350 centímetros cúbicos de agua)
- 1 parte de azúcar
- 1 rodaja de lima

Primero preparamos agua de tamarindo poniendo los 100 gramos de pulpa en 350 centímetros cúbicos de agua, que herviremos 15 minutos, para acabar filtrándola.

A continuación se mezcla el agua de tamarindo con el resto de los ingredientes en una coctelera y se sirve en una copa previamente humedecida y que se ha rebozado con azúcar en el borde. Refrescante y delicioso.

El tamarindo también puede encontrarse como uno de los ingredientes de la receta que aparece en la página 334.

6
Las especias aromáticas

· ·

*T*odas las especias son aromáticas, por lo que hacer un capítulo específicamente dedicado a ellas es en todo caso una entelequia; sin embargo, lo haremos para completar esta clasificación de las especias según su gusto predominante.

Si una cosa define una especia es su aroma; las especias, dulces, picantes, amargas o ácidas, tienen además aroma; un ejemplo es el chile, que nos parece exclusivamente picante, pero cuando probamos el pimentón dulce descubrimos el aroma que se esconde detrás del sabor predominante.

Los aromas son debidos a la presencia de aceites esenciales, como el safrol, el carvacrol, el eugenol, la miristicina; aceites volátiles que se evaporan y confieren el peculiar gusto a cada especia en función de la perfecta combinación de aceites.

Los aromas actúan no solo sobre los receptores del gusto y del sabor; también lo hacen sobre nuestro cerebro. Y las investigaciones más sorprendentes de alguna manera concluyen que conservar nuestro sentido del olfato y del gusto va parejo a conservar nuestras funciones de memoria o intelectuales.

> *Consumir aromas es un bálsamo para el cerebro y una delicia para todos los sentidos.*

Cardamomo

Elettaria cardamomum

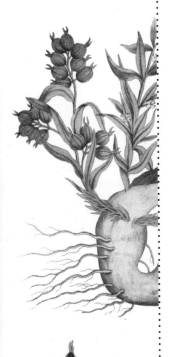

Sus granos provienen de plantas del género *Elettaria*, de la familia de las Zingiberáceas, o sea, emparentadas con el jengibre. A diferencia de este, no son los rizomas la parte utilizada, sino sus semillas. El pequeño cardamomo o *Heel Khurd* son los frutos de *Elettaria cardamomum*; y el cardamomo largo o *Heel Kalan* son los de *Amomum subulatum*.

Elettaria cardamomum es una especia originaria de la costa de Malabar, de los montes Cardanon, de donde viene su nombre y donde crece tanto salvaje como cultivada. El fruto, que es la especia oficial, no se recoge como mínimo hasta los cuatro años.

El aroma es muy intenso, con un sabor algo picante y dulce. Su aceite esencial tiene un aroma caliente, alcanforado, sabor discretamente amargo y de intensa fragancia.

SUSTANCIAS IDENTIFICADAS

Contiene más de veinticinco aceites volátiles diferentes, entre los que destaca el cineol, que contiene también el laurel. Aceite esencial: limoneno, sabineno, 1-8-cineol, alfa-terpineno, alfa-terpineol, acetato de terpinilo, borneol, beta-sitosterol.

ALGUNAS CURIOSIDADES

- *Amomum krervanh* (cardamomo redondo), de Indochina, de la zona de Camboya y golfo de Tonking, aunque no es el cardamomo original, en muchos mercados se vende indistintamente por la similitud de su sabor y olor.

- Todas las tradiciones orientales, desde Oriente Próximo hasta la lejana China, parecen estar en cierta manera perfumadas con aromas de cardamomo. Entre los antiguos caldeos era sin duda una de las especies que se debían ofrecer al creador, y en China se consideraba una planta medicinal con virtudes mágicas.

- El cardamomo era muy apreciado en la Antigüedad, pero no se recomendaba a las mujeres embarazadas. Antiguamente se decía que si una mujer respiraba el aroma profundo del cardamomo podía matar al hijo que llevaba en sus entrañas.

- La recogida del cardamomo entre la población camboyana de Pohl es una fiesta, ya que la gente se dirige a los jardines de Cardamomos, donde recogen los cardamomos invocando a los espíritus del bosque, a fin de asegurarse una buena cosecha.

❧ *Propiedades terapéuticas* ❧

Protector del estómago

La ancestral medicina Unani recomienda el cardamomo como digestivo, estomacal, desecante, resolvente, carminativo, etcétera.

En animales de investigación, las dosis de extracto de cardamomo de 12,5 mg/kg tenían un efecto gastroprotector similar a la ranitidina 50 mg/kg.

Los aceites esenciales del cardamomo son antiinflamatorios y antiespasmódicos.

Al igual que la mayoría de las especias, gran parte de las propiedades del cardamomo son debidas a su contenido en aceite esencial, que en el caso del cardamomo es rico en sustancias como limoneno, terpineol y eucaliptol, lo cual lo hace especialmente interesante en las afecciones respiratorias y pulmonares.

Un buen antibiótico

Otros estudios indican que los extractos de *Elettaria cardamomum* y *Amomum subulatum* pueden ser utilizados para prevenir la caries dental. Fueron estudiados frente a los microbios *Bacillus cereus, Escherichia coli, Salmonella typhi, Streptococcus mutans, Staphylococcus aureus, Lactobacillus acidophilus, Candida albicans* y *Saccharomyces cerevisiae* y exhibieron una actividad antibiótica *in vitro* frente a estos microorganismos.

Posiblemente debido a este poder antibiótico, el cardamomo es un remedio útil en sinusitis y otitis, y en afecciones de la garganta, y también del asma.

✑ En la cocina ✑

El cardamomo es sin embargo poco utilizado en Occidente, si bien en la India, por ejemplo, es una de las especias que conforman el curry. En los países escandinavos se tiene la costumbre de hacer con él pan de especias.

A nivel global, donde más se usa el cardamomo es en los países árabes, y muy específicamente para aromatizar el café. Una pequeña cantidad de cardamomo (puesto que mucha cantidad es casi imposible de tomar) nos añadirá un exquisito aroma a todo aquello que preparemos con café.

La pastelería también se beneficia de su fragancia, y se puede añadir a galletas, pasteles de manzana y panes aromáticos.

En general, en los países en los que esta especia es popular, se utiliza de forma análoga al jengibre (que, como la cúrcuma, también pertenece a la familia de las Zingiberáceas). Es un buen sustituto de esta especia, con la ventaja de que es menos irritante.

CAFÉ TURCO

- 2 cucharaditas de café por persona
- 2 cardamomos por persona
- 1 taza de agua por persona
- Azúcar al gusto

Se muele finamente en el molinillo el café y el cardamomo, más que para la cafetera exprés o de filtro. Se hace el café como tisana, en un recipiente pequeño y tapado.

Se calienta en primer lugar el agua con el azúcar ya añadido, y cuando empieza a hervir, se echa la mezcla, y cuando vuelve a hervir se remueve hasta que el café haga espuma, momento en que se pone en la taza, que ha de ser pequeña o mediana (no se trata de un café diluido y largo, como los de filtro) y se deja reposar un rato para que el poso decante y se quede en la parte inferior.

A los turcos les encanta consumir el poso, quizás no todo, pero para ello es importante que este muy finamente molido, porque sino es menos agradable. Se puede hacer también en la cafetera exprés, pero no es lo mismo.

El cardamomo también puede encontrarse como uno de los ingredientes de las recetas que aparecen en las páginas 315, 318, 319, 320, 327, 328 y 332.

Clavo de olor

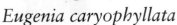

Eugenia caryophyllata

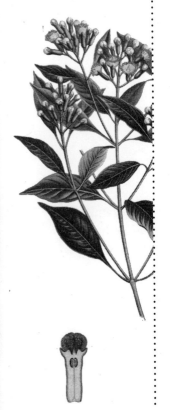

El clavo de olor es posiblemente la especia más aromática que se conoce. Es el botón floral que se recoge cuando la corola forma como una pequeña esfera de la cual posteriormente saldrá la flor. Son los capullos florales sin abrir de la planta *Eugenia caryophyllata*, un pequeño árbol de hoja perenne de la familia de las Mirtáceas originario de las islas Molucas, la islas de las especias por excelencia.

Tienen un sabor intenso, algo picante y con un regusto dulce.

El nombre viene dado por la forma de la especia, que parece un clavo oxidado, mientras que *cariophyllata*, significa algo así como «pétalos de nogal».

Hubo una época en la que se compraron los clavos por su peso en oro.

SUSTANCIAS IDENTIFICADAS

Aceite esencial: eugenol, acetatos de eugenol, cariofileno. Cromonas: eugenina, eugenitina, isoeugenitol, isoeugenitina.

UN SECRETO MUY BIEN GUARDADO

Los chinos ya apreciaban esta especia en el siglo III a. C. Se exigía a los dignatarios que tuvieran un clavo en la boca cuando hablaban con el emperador.

Aunque fue de las primeras especias en llegar del Oriente lejano, en Europa no se conoció hasta el siglo V, ya que ni griegos ni romanos lo utilizaron, y la especia que Plinio denomina *cariophyllon*, y que frecuentemente se ha identificado con el clavo de olor, posiblemente fuera otro tipo de planta.

A partir del siglo VIII, la especia se exporta con regularidad a Occidente, y son los venecianos y portugueses quienes popularizan esta aromática especia en los siglos posteriores.

Su zona de origen es muy pequeña, en algunas de las islas del archipiélago indonesio de las Molucas, como Banda, Amboine y Ternate, donde arribó el explorador Serrano, de la expedición de Magallanes, en busca del lugar donde crecía el clavo, secreto celosamente guardado tanto por los naturales, como por chinos, malayos e hindúes, que comerciaban con ella. La expedición de Magallanes fue de las primeras en dar información científica sobre el clavo. De hecho, antes pocos conocían su secreto, y había quien creía que ni siquiera se trataba de una especie vegetal.

❧ Propiedades terapéuticas ❧

Actividad antiinflamatoria

El principal componente de su aroma es el eugenol, que tiene actividad antiinflamatoria, antidolorosa y ayuda a combatir la fiebre.

LA GUERRA DE LAS ESPECIAS (I)

En 1816, los holandeses, a fin de evitar que franceses e ingleses se hicieran con tan preciado árbol, quemaron casi todas sus plantaciones de árbol del clavo en las Molucas, lo que provocó una revuelta de los naturales, que lo consideraron un sacrilegio. Tan desafortunada fue esta decisión, que después del devastador incendio hubo gran cantidad de problemas ecológicos en todas estas islas del archipiélago indonesio, siendo además el principio del fin de la colonización holandesa.

El origen de esta actitud fue conservar el monopolio de su cultivo, desechando los ejemplares jóvenes y tratando de conservar los más viejos, que producían una mayor cantidad de especia. Sin embargo, no les salió bien la estratagema, porque el francés Pierre de Poivre consiguió sacar algunos, que parecen estar en el origen de la gran mayoría de clavos que crecen en otras partes del mundo. Desde las Molucas los llevó a la isla de Francia y de Bourbon, donde se aclimataron, y desde ahí a gran parte de países de América.

Un poderoso antibiótico

La mayoría de estudios realizados en laboratorio lo han sido con el aceite esencial, al que popularmente se le conoce como eugenol, aunque sea solo uno de sus componentes. Es la mejor forma de evaluar su acción y relacionarla con la dosis, pero hemos de prevenir al lector del uso de este aceite esencial (como de todos los aceites esenciales), ya que una dosis elevada puede ser irritante de la mucosa gastrointestinal. Personalmente, creo que los estudios citados sirven especialmente para reconocer las virtudes del clavo de olor, no necesariamente de su aceite esencial.

Su principal virtud medicinal deriva del componente activo de su aceite esencial, el eugenol, que se utiliza como antiséptico bucal y entra dentro de la formulación de numerosos dentífricos y elixires o colutorios de boca, además de formar parte de los antisépticos específicos que utilizan los dentistas. De hecho, el eugenol es cinco veces más antiséptico que el fenol, utilizado como patrón de antisepsia en muchos estándares.

La actividad antibiótica del aceite esencial de clavo y del eugenol es bien conocida, y se sabe que actúa contra microbios grampositivos y gramnegativos y contra las levaduras. En un estudio se escogieron tres de los microbios que producen más infecciones en el ser humano, *Escherichia coli*, *Staphylococcus aureus* y *Pseudomonas aeruginosa*. Una concentración de solo el 0,4 por ciento del aceite esencial reducía de forma muy considerable todas las poblaciones microbianas, siendo más sensible *Escherichia coli*. Nuevamente, hemos de negar que sea el tratamiento de las candidiasis crónicas, pero precisamente en estos casos se podrá beneficiar el individuo de incluir de forma regular y crónica el clavo como especia en las comidas.

El aceite esencial de clavo es también un excelente agente antimicrobiano de uso externo.

Entre los microbios sensibles al clavo está *Helicobacter pylori*, bacteria precipitante de la gastritis, la úlcera y el cáncer de estómago. El eugenol es activo frente a la mayoría de las cepas de *Helicobacter*, y en ocasiones su eficacia es mayor que la amoxicilina. De hecho, en medicina, el clavo de olor había sido utilizado como remedio para la gastritis hasta mediados del siglo XX.

¿Nos activa la memoria?

Numerosos estudios avalan que tiene una acción estimulante nerviosa, y mejora el rendimiento físico al reducir la fatiga y la astenia. Este acción antifatiga parece complementarse con alguna acción beneficiosa sobre la memoria, aunque sin haberse comprobado efectos sobre la acetilcolinesterasa (y por ello, en el tratamiento del alzhéimer), como sucede con otras especias. El clavo, pues, por su intenso aroma y su acción sobre el sistema nervioso, puede estar indicado en personas con déficit de memoria, a las cuales además les estimulará la sensibilidad gustativa.

Contra el dolor

También es conocido que el aceite de clavo tiene acción antidolorosa, incluso anestésica, cosa que podemos comprobar poniendo una gota en la lengua, que nos queda dormida. Esto precisamente es lo que evaluó un equipo de investigadores de Nueva Delhi, que observó una mayor resistencia al dolor de los animales de experimentación, aunque también mejoraron las funciones cognitivas y de retención de memoria.

El efecto sobre el sistema nervioso es interesante, porque parece tener una acción psicoestimulante, tonificante sobre el cerebro. Una parte de la mejor respuesta al dolor podría ser debida a esta acción sobre el sistema nervioso central.

El aceite de clavo redujo considerablemente la depresión en los animales de laboratorio, y podría ser un complemento interesante en el tratamiento de la depresión.

También sobre el cáncer

El clavo, cómo no, también es un potente antioxidante que nos puede ayudar a prevenir el cáncer y otras enfermedades degenerativas. En un estudio se evaluó la eficacia del cariofileno sobre células tumorales. Esta sustancia actuaba como un radical libre matando las células cancerosas, y potenciando la acción de otros fármacos destinados a este fin. La conclusión es que el cariofileno interfiere en diversos pasos de la formación de tumores como la proliferación celular, la metástasis, la supervivencia o la angiogénesis; siendo un potencial candidato en la prevención y tratamiento del cáncer. Este efecto seguramente deriva de la potente actividad antioxidante del eugenol y de los fenoles, que pueden reducir la peroxidación de las grasas y el daño en las proteínas celulares.

∾ En la cocina ∾

Por su intenso y a la vez aromático sabor, el clavo de olor es una especia que la mayoría de las veces se utiliza en mezclas de especias, y aunque es originaria de las islas Molucas, su cultivo se ha extendido a todas las zonas tropicales del planeta, introduciéndose en las respectivas cocinas. Árabes, europeos, africanos y americanos la incluyen en su extensa gastronomía.

En la cocina, los clavos se utilizan especialmente en pastelería para confeccionar galletas y pasteles aromáticos, aunque su utilización es muy variada, porque en Indonesia acostumbran a

NEVERA SIN OLORES

Si quieres mantener tu nevera libre de malos olores, y también en un ambiente mucho menos contaminado, tan solo tienes que cortar un limón por la mitad y clavarle en la pulpa una docena de clavos de olor. Si lo guardamos de esta manera en el frigorífico, nos actuará como un devorador de malos olores, imprimiendo a nuestro refrigerador la suave fragancia del clavo.

Puedes probar de poner en el centro de las cebollas o cebolletas un clavo de olor, que impregnará de su sabor la verdura conforme la vayamos cocinando. Es un experiencia curiosa.

perfumar los cigarrillos con pequeñas cantidades de clavo de olor, cigarrillos que denominan como «kreteks». También se puede añadir en pequeña cantidad a la salsa bechamel. Además, si hacemos verduras o carnes a la parrilla, una pequeña cantidad en las salsas de acompañamiento nos dará un aroma sofisticado y singular. Se recomienda en los purés de legumbres, además de aromatizar nos ayudará a la digestibilidad del alimento.

PERAS AL VINO CON CLAVO

- 1 kilogramo de peras (cualquier tipo va bien)
- Vino tinto, en cantidad suficiente para cubrir las peras bien apretadas
- 12 clavos de olor
- 3-5 cucharadas de miel (o de azúcar, si se prefiere)

Se mondan las peras y se ponen en una cazuela enteras, sin cortar, donde se echa el vino, los clavos y la miel o el azúcar. Se hierve hasta que las peras estén blandas, se apartan y se dejan reposar.

Si queremos potenciar el sabor, se dejan las peras macerando en el vino durante unos días, después de haberlas cocido.

La preparación se puede conservar unos cuantos días en la nevera.

El clavo de olor también puede encontrarse como uno de los ingredientes de las recetas que aparecen en las páginas 315, 321 y 327.

Jengibre

Zingiber officinale

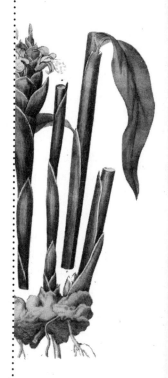

El jengibre es el rizoma de una planta anual de la familia de las Zingiberáceas, nativa de la India y de China. Hasta hace unos años prácticamente desconocida, hoy en día la conoce casi todo el mundo, y se cultiva en todas las zonas tropicales del planeta.

El nombre deriva de la palabra sánscrita *sinabera* cuyo significado es «en forma de cuerno», por la forma de sus rizomas.

El historiador Plinio, en la época romana, ignoraba su origen, y decía que era la raíz de una hierba que crecía en el país de los trogloditas (en esa época el jengibre se importaba a través del mar Rojo).

Marco Polo describe el cultivo del jengibre, pero no la planta.

Su sabor es penetrante y aromático, picante, caliente y mordiente, y algo amargo.

Sustancias identificadas

Aceite esencial: zingibereno, dextrocamfeno, felandreno, cineol, geraniol, linalol, citral, borneol, beta-bisaboleno, farneseno, zingiberol, aldehídos dicíclicos, shogaol, curcumeno.

✑ *Propiedades terapéuticas* ✑

Evita el mareo y las náuseas

Es una de las acciones más interesantes y poderosas de esta especia, ya que mejora la digestión y elimina mareos y ganas de vomitar.

Al ser un alimento, no tiene efectos secundarios, y salvando su sabor, que a más de uno puede no gustarle, es un remedio adecuado para aquellos grupos de personas que pueden tener una mayor sensibilidad a los alimentos, como niños, embarazadas o personas que están tratándose con quimioterapia.

La quimioterapia del tratamiento del cáncer con mucha frecuencia produce náuseas, y muchos pacientes deben tomar medicación específica para ello. Como durante muchos siglos se ha recomendado el jengibre para las náuseas, un grupo de investigadores evaluó su efectividad en la producida por la quimioterapia, que sí respondió en la mayoría de los casos. Sin embargo, se observó un grupo de pacientes con náuseas más importantes en los cuales el jengibre parecía ser inefectivo. Desde luego, hacen falta más estudios que confirmen esta actividad, aunque por su inocuidad es recomendable que los pacientes con náuseas provocadas por la medicación prueben antes este sencillo remedio.

Está mucho más estudiada la efectividad del jengibre en los vómitos del primer trimestre del embarazo, y en este caso sí es muy efectivo. El efecto se ha comprobado tanto por el consumo de jengibre rallado como de cápsulas que contenían el mismo producto. Las cápsulas fueron más adecuadas para aquellas mujeres que no toleraban el intenso aroma de esta especia.

La tercera gran indicación es la denominada cinetosis o mareo del viajero; en general se trata de un mareo leve que con frecuencia suele producir vómitos.

La migraña produce frecuentemente náuseas y vómitos, y el jengibre no solo alivia las náuseas, sino que hasta la mitad de los pacientes con migraña notan una mejoría en su dolor de cabeza tras el consumo de esta especia. Esto nos indica que la especia tiene una acción más compleja a través del sistema nervioso.

Es un buen aperitivo

Aperitivo significa «que abre el apetito», y el jengibre se sirve en Japón como entrante; a ello ayuda el sabor aromático, picante y estimulante de la salivación. El efecto que tiene contra las náuseas no escapa de esta acción aperitiva; de hecho, un producto aperitivo es exactamente lo contrario que un producto nauseabundo, y esto es exactamente el jengibre.

Ayuda al sistema cardiovascular

El consumo habitual de jengibre reduce moderadamente el colesterol plasmático, y la toma de tres gramos diarios redujo el colesterol malo y los triglicéridos, y aumentó el colesterol bueno.

Además, inhibe la agregación plaquetaria, que es el mecanismo inicial de la formación de las trombosis y embolias; se podría decir que el jengibre es un buen fluidificador de la sangre.

En la cocina

El jengibre entra dentro de la composición de numerosos platos de cocina asiática e inglesa. Con él se pueden hacer numerosas preparaciones culinarias, desde el pan de especias a bebidas tan conocidas como el ginger ale, cuyo origen se remonta al siglo XIX, ya que en los pubs ingleses se puso de moda tener trozos de rizoma de jengibre para poner en las cocteleras y dar un sabor especial a los combinados. Al final se acabó confeccionando una bebida específica de jengibre para los diferentes combinados.

La raíz frecuentemente se puede desecar y confitar en azúcar, aunque lo mejor es disponer de ella fresca, y se puede ir rallando conforme a las necesidades.

En la parte baja del refrigerador se conserva largo tiempo. Lo rallaremos muy finamente, y solo la cantidad necesaria, porque su aceite esencial se volatiliza con suma facilidad.

AMARU SHOGA

Este encurtido de jengibre japonés se sirve junto al sushi. En Japón dicen que sirve para estimular los receptores del gusto y preparar la boca para el alimento siguiente.

- 500 gramos de jengibre pelado
- 1 cucharada de sal marina
- 1 taza de vinagre de arroz
- 5 cucharadas de azúcar blanco

Se corta el jengibre en láminas y se pone en un bol, seguidamente se sala y se deja reposar durante 30 minutos, para que saque la humedad.

En una sartén se pone el vinagre de arroz y el azúcar para que se disuelva, y se deja enfriar la mezcla. Luego se cubre el jengibre con el vinagre azucarado, y se deja reposar en el refrigerador un mínimo de una semana. El jengibre adquirirá una tonalidad rosada.

El jengibre también puede encontrarse como uno de los ingredientes de las recetas que aparecen en las páginas 126, 318, 320, 324, 326, 328, 332, 333 y 337.

Nuez moscada

Myristica fragans

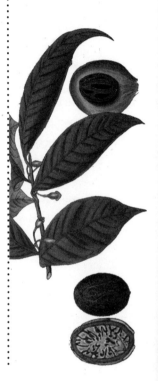

El árbol de la nuez moscada tiene un gran porte y alcanza más de veinte metros de altura. Es dioico (hay pies machos y hembras) y crece en lugares umbríos y húmedos de la selva tropical, a media altura (hasta los 400 metros). Empieza la producción a los ocho años de su siembra y puede producir sus frutos durante más de sesenta años, cosechándose dos o tres veces al año.

El fruto es una drupa péndula que se parece a un albaricoque, de color amarillo, con una cisura longitudinal que se abre en cuanto madura y que deja visibles la semilla, o nuez, de color marrón purpúreo, con numerosas venas; y el arilo de color anaranjado o rojizo que recubre la nuez. La pulpa del fruto es comestible. Nuez y arilo son secados al sol.

Sustancias identificadas

Aceite esencial, manteca de nuez moscada, cuyo principal componente es la miristicina, sabineno, pinenos, camfeno. Elemicina, safrol, eugenol y derivados del eugenol.

LA GUERRA DE LAS ESPECIAS (II)

Los comerciantes árabes eran los únicos que podían proporcionar estos pequeños tesoros, y el primer registro escrito de la nuez moscada en occidente es de Aetius, el año 540 en Constantinopla, donde menciona las *Nuces indicae* como un ingrediente de una preparación compleja a base de clavos, costus, sándalo, nuez moscada, etc., el *Suffumigium moschatum*, y nos dice que vienen del archipiélago malayo, de las islas Molucas.

La nuez moscada llega a Europa hacia el siglo VI, aunque no es hasta unos seis siglos más tarde que empieza a conocerse, especialmente en la zona de Italia y Dinamarca. Los portugueses monopolizaron durante un tiempo el comercio, ya que fueron ellos quienes encontraron los árboles en la isla de Banda, en la Indonesia actual. Tras una cruel guerra, en 1602 los holandeses tomaron el poder definitivo en la isla de Banda a los portugueses, de la que expulsaron a la mayoría de sus habitantes, y casi monopolizaron el cultivo de la nuez moscada. Para evitar que se cultivara fuera de sus posesiones, remojaban en cal las nueces para evitar su germinación.

Un oficial del ejército holandés que confundía los orígenes de la nuez moscada y el macis, viendo que el precio de este último era muy superior al de la nuez moscada, y con finalidad supuestamente comercial, ordenó quemar una gran cantidad de árboles de nuez moscada (desconociendo que ambas especies provenían del mismo árbol) para aumentar aún más el precio del macis...

Los ingleses, hartos de la prepotencia holandesa, introdujeron los árboles de la nuez moscada en Granada y otras islas del Caribe, hoy en día grandes productores, cosa que también hicieron por su parte los franceses en Zanzíbar, de manera que hoy en día el hábitat de la nuez moscada es muchísimo más amplio que su área originaria.

La planta es originaria de las islas de las especias (islas Célebes, Molucas, Java, Nueva Guinea), aunque hace ya varios siglos fueron exportadas, principalmente por los franceses e ingleses, a sus colonias del cuerno de África (Reunión, Seychelles, Zanzíbar), que es actualmente su principal lugar de cultivo, producción y exportación.

La nuez es la semilla de *Myristica fragans*, y es la especia más conocida en nuestro país. Sin embargo, también se comercializa el denominado *macis,* su arilo, o pulpa media de la nuez, que crece adosado a la semilla o nuez y la recubre con una textura coriácea y resquebrajada, y que en el mercado de las especias se considera como un producto de mucha mejor calidad.

La nuez moscada es más picante y dulce que el macis, y presenta un aroma inconfundible, intensamente aromático, que recuerda al de la canela y el clavo de olor a la vez.

Existen otras especies que reciben el mismo nombre que la nuez moscada en diferentes países, y así tenemos la nuez de Jamaica, de *Monodora myristica*, la del Brasil, de *Cryptocarya moschata*; la peruana, la de Madagascar, que es *Laurelia aromatica* o *Ravensara aromatica*, y la de California, o *Torreya californica*.

❧ *Propiedades terapéuticas* ❧

Especial para el cerebro

La nuez moscada tiene acción inhibidora potente de la acetilcolinesterasa, enzima que facilita la degradación del neurotransmisor acetilcolina, deficitario en el alzhéimer.

Por tanto, el consumo de nuez moscada aumenta la acetilcolina cerebral y podría ser un complemento magnífico en personas con alzhéimer, a quienes les podría mejorar algo la memoria.

El uso de especias en personas con alzhéimer está muy recomendado no solo por sus efectos sobre el neurotransmisor acetilcolina, sino también porque en esta enfermedad se pierde progresivamente el sentido del gusto. Un estímulo más potente de las papilas gustativas es un placer poco disfrutado por las personas con alzhéimer y además favorece suavemente el sistema nervioso.

El efecto sobre los neurotransmisores cerebrales es ciertamente más complejo, como lo prueba el hecho de que a dosis elevadas, la nuez moscada tiene un efecto narcótico, lo que indica una acción mucho más compleja sobre el cerebro que la que ejerce sobre la acetilcolina.

Se ha observado que la nuez moscada tiene acción anticonvulsiva y también se ha indicado en el tratamiento complementario de la epilepsia.

Clásicamente, se ha recomendado como un sedante general en casos de ansiedad o estrés.

El efecto de la nuez moscada sobre el cerebro es analgésico, relajante muscular y nootrópico (ayuda a mejorar el razonamiento).

Sobre el dolor

Los estudios de la efectividad de la nuez moscada, el aceite de macis o el aceite de nuez moscada son contradictorios. El mecanismo del dolor está mediado por un sistema llamado *del óxido nítrico*, y algunos compuestos de la nuez moscada producían efectos de tipo antiinflamatorio. Sin embargo, en otro estudio se evaluó el efecto del aceite esencial de nuez moscada sobre la neuropatía diabética, pero no se observó ninguna variación significativa del nivel del dolor.

Es narcótica

Las cantidades de nuez moscada que se han de consumir para tener un efecto narcótico son muy altas, y ninguna preparación culinaria o mezcla de especias llega, ni por asomo, a una cantidad tan grande. En general se dice que da «muy mal rollo», razón por la cual jamás ha sido utilizada como droga adictiva ni se ha popularizado su uso.

A partir de dosificaciones de un gramo empiezan los efectos psicotrópicos de la nuez moscada (lo cual equivale a 40 miligramos de miristicina). La intoxicación grave puede darse con la toma de aproximadamente entre 10 o 20 gramos, algo más si estamos hablando del macis.

La intoxicación produce un efecto similar a de la atropina, con enrojecimiento de la piel, euforia, alucinaciones especialmente visuales, despersonalización, incoherencia, extracorporeidad, sensación de frío y escalofríos, pesadez y fatiga corporal, y en general excitación del sistema nervioso central.

Efectos contradictorios sobre el cáncer

Otros estudios nos hablan de su efecto anticancerígeno, especialmente debido a sus lignanos, que mostraban una acción tóxica sobre las células cancerosas. Por otra parte, se sabe que el safrol puede ser inductor del cáncer, y la nuez moscada en sí, en dosis elevadas, puede tener un efecto tóxico hepático (puede producir cirrosis e hígado graso) y renal.

Sobre la circulación

Estudios coreanos nos indican que puede tener un efecto preventivo sobre la agregabilidad plaquetaria, o sea, que reducen el riesgo de trombosis y embolias. Pueden tener por ello interacciones con fármacos anticoagulantes.

Un poco para todo

El conocimiento de la la nuez moscada es antiguo, porque los romanos la utilizaban como especia y planta medicinal y también como incienso. Plinio nos habla de la nuez moscada ya en el siglo I, en su texto *Historia naturalis*.

La medicina ayurvédica de la India recomienda el uso de nuez moscada en caso de mal aliento, dolor de cabeza y fiebre, mientras que los médicos árabes la consideraron un buen estomacal (aún hoy se usa como carminativo, en caso de flatulencia) y un interesante afrodisíaco, cosa que popularmente aún se le otorga, y lo cierto es que en experimentación se ha podido comprobar el aumento de libido de los ratones alimentados con una adición de nuez moscada.

Finalmente cabe señalar que también se usa en cosmética para perfumar colonias, cremas y jabones, y que la manteca de nuez moscada se ha recomendado como linimento reumático.

✍ En la cocina ✍

El sabor a la vez dulce y picante de la nuez moscada da personalidad a las verduras y legumbres, carnes y pescados. Sin embargo, si nos pasamos en exceso podemos convertir un delicioso aroma en un plato excesivamente especiado.

La nuez moscada con su aromático sabor es útil tanto en los platos dulces como en los salados, y es uno de los aromas dominantes en los famosos donuts.

Imparte un agradable aroma a la salsa besamel, a las croquetas, a las espinacas y a las patatas, y es un aderezo típico para las salchichas, las carnes y las sopas. Es también un complemento ideal para un plato de pasta con queso; y también combina excelentemente con el chocolate, o las frutas en macedonia y la repostería (especialmente en pasteles de frutas).

HUEVOS CON ESPINACAS Y NUEZ MOSCADA

- ½ kilo de espinacas
- 2 o 3 dientes de ajo
- 1/4 de nuez moscada rallada (o ½ cucharadita de macis)
- 2 cucharadas de nata líquida
- 6 huevos duros
- Queso rallado
- Aceite de oliva

Hierve las espinacas y luego las dejas escurrir bien. Haz un sofrito con aceite y el ajo picados, y añade las espinacas. Al cabo de uno o dos minutos añade la nuez moscada o el macis, diluyéndola en la nata líquida. Luego pon los huevos duros cortados a cuartos sobre las espinacas y les añades por encima queso rallado y lo pones un ratito al horno, hasta que el queso esté dorado.

La nuez moscada también puede encontrarse como uno de los ingredientes de las recetas que aparecen en las páginas 315, 320, 326 y 337.

7
Las especias azufradas

....

Muchos condimentos y especias son ricos en azufre, y en su composición incluyen sustancias maravillosas como los glicosinolatos, los derivados de la cisteína o los isotiocianatos; nombres complejos para designar moléculas que tienen una o dos características bastante comunes en los alimentos de la familia vegetal de las Crucíferas (coles, coliflores, nabos, mostaza) y de las Liliáceas (ajo, cebolla, puerros...).

Cuando cortamos este tipo de verduras, ponemos en contacto los glicosinolatos del interior con la enzima mirosinasa presente en la parte externa, y se hidrolizan los glicosinolatos para formarse isotiocianatos, de olor mucho más intenso, picante, amargo a veces, profundamente aromático. Ciertos isotiocianatos como el sulforafano ayudan a prevenir el cáncer porque estimulan la eliminación de sustancias que potencialmente lo pueden producir; también se ha observado que esta molécula protege el ADN celular, cuya alteración es la causante de la aparición de nuevas células cancerosas.

Pero hay que tener precauciones con el uso de alimentos ricos en azufre, porque son bociógenos, reducen la actividad de la glándula tiroides; tampoco se recomiendan en las personas con cáncer de vejiga urinaria, uno de los pocos que no responde positivamente al consumo de estos alimentos.

Por otra parte, los compuestos azufrados se eliminan por la leche y a veces provocan el rechazo del lactante. Sin embargo, no producen ningún efecto nocivo sobre él, más bien al contrario, pues son poderosos antioxidantes y regeneradores.

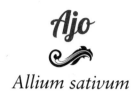

Ajo

Allium sativum

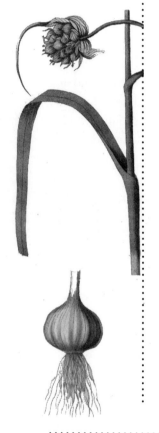

El ajo está a medio camino entre una verdura y un condimento. Para los que lo utilizan poco, podría considerarse también una especia, aunque no cumple los criterios de una verdadera especia, porque al igual que estas tiene un sabor intenso, pica bastante en crudo y le da un aroma muy especial a los alimentos.

Y aunque es muy propio de la cocina española, en realidad no es autóctono, ni tan solo exclusivo de nuestra particular gastronomía. Llegó hace muchos siglos, posiblemente del área de Asia Central, la única zona del mundo donde crece de forma salvaje, con las invasiones de los hunos, con su famoso caudillo Atila.

Aunque nosotros también tenemos ajos salvajes, no son la misma especie del ajo cultivado habitual en nuestra cocina.

Sustancias identificadas

Aliína, alicina , cicloaliínas. Azúcares reducidos y fructosanos. Aceite esencial (bisulfuros, trisulfuros y tetrasulfuros de alilo y de alilpropilo). Vitaminas A, B y C.

APUNTES SOBRE LA HISTORIA DEL AJO

- Herodoto, en su *Historia*, nos habla de una inscripción grabada sobre la pirámide de Gizeh en la cual se explica que todo obrero que trabajó en su construcción recibía un diente de ajo cada día a fin de darle fuerza, lo cual se relaciona con la idea que tenían los egipcios, y luego los griegos y romanos, de que el ajo era un tónico y un afrodisíaco potente.

- La fama de que el ajo es un potente remedio contra los encantamientos ya nos viene de Homero, quien nos la recomienda para este propósito, y el mismo Ulises la utilizó para contrarrestar los de la maga Circe.

- En la Grecia antigua los sacerdotes de Cibeles prohibían el acceso a toda persona cuyo aliento oliera a ajo, que consideraban un aliento impuro. ¡Qué poco sabían estos sacerdotes de enfermedades cardiovasculares!

Propiedades terapéuticas

El gran aliado cardiovascular

El ajo es la perla de la dieta mediterránea, y previene de forma excelente la hipertensión y las enfermedades cardiovasculares.

Es un potente antiagregante plaquetario. Las plaquetas son una serie de corpúsculos que regulan la coagulación sanguínea, y el ajo previene la agregación (unión) de las plaquetas, que es el punto de partida de las trombosis. El efecto antiagregante también es común a otras especies del género *Allium*, como el puerro o la cebolla, y se debe al bloqueo de la formación de un producto biológico denominado *tromboxano*, aunque el ajo es sin duda el más potente en conseguir este efecto.

UN OLOR MEDICINAL

¡Buff!, «qué pestazo echa el ajo cuando lo comemos», piensan muchos: el aliento, la orina, el sudor, todos nosotros olemos a ajo...

Pero si bien es verdad que el olor del ajo puede resultar desagradable —lo cierto es que yo no lo calificaría de mal olor, porque a mí no me disgusta—, para quien es más repulsivo es para una gran cantidad de enfermedades, en especial las cardiovasculares. Porque el ajo es uno de los grandes aliados de nuestra salud, y su inclusión en la dieta no puede más que beneficiarnos.

En realidad, cuanto más pestazo provoque, más ejercerá su efecto medicinal, ya que sus aromas transportan gran parte de su actividad.

Los efectos terapéuticos del ajo se atribuyen a la alicina, que aunque no es la única sustancia activa de este bulbo, es posiblemente la más eficaz, especialmente como antibiótico bactericida. Pero para que se produzca la alicina, la aliína y la aliinasa (que están presentes en compartimentos separados de las células del ajo) deben entrar en contacto. Y esto pasa simplemente triturando, machacando o restregando el ajo, con lo que conseguimos que se oxide, momento en el que se ponen en marcha los mecanismos de modificación bacteriana y enzimática que ponen en contacto a la aliína y la aliinasa para producir la alicina, y que provocan indirectamente el intenso olor a ajo a su vez.

Por ello la forma de consumirlo será así, o bien frotado en el pan, o bien machacado y añadido sobre los alimentos, pero en contacto con el oxígeno.

Además, el ajo disminuye el colesterol, aumentando los niveles del colesterol «bueno», denominado colesterol HDL, y normalizando en muchos casos los otros niveles alterados de grasas en la sangre (como los triglicéridos y los lípidos totales).

Los estudios en este sentido son numerosos y consistentes, y las personas que tomaron ajo tuvieron una reducción media del colesterol del 12 por ciento, en comparación con los que tomaron un placebo (es decir, pastillas carentes de acción medicamentosa).

En un estudio se intentó comparar la eficacia de los diversos preparados presentes en el mercado farmacéutico y se mostraron más efectivas las píldoras de ajo seco frente a las clásicas perlas con aceite esencial. Quizá lo que faltó fue compararlo con la ingestión diaria de ajo crudo, porque incluirlo en nuestra mesa es sin duda la preparación más útil y más efectiva.

Se comprobó, además, que la dosis efectiva oscilaba entre los 600 y los 900 miligramos de ajo seco al día, lo cual equivale aproximadamente a un diente de ajo diario.

El ajo se utiliza con eficacia en la prevención de la esclerosis cerebral y la arteriosclerosis (el endurecimiento de las arterias, las cuales, al tornarse más rígidas, presentan una menor moldeabilidad y contribuyen a lesiones por falta de irrigación en los tejidos a los cuales ha de llegar la sangre nutritiva).

El consumo de ajo también es beneficioso en las enfermedades coronarias como la angina de pecho o el infarto de miocardio, debido a su actividad antiagregante y fibrinolítica, y además ejerce una acción dilatadora sobre las arterias coronarias. Este efecto es más intenso con el ajo fresco y se debe especialmente a su aceite esencial.

El ajo como fibrinolítico

Una sustancia fibrinolítica disuelve los trombos de fibrina, precursores también de la trombosis, por lo que además de inhibir la agregación de las plaquetas, también disuelve los trombos de fibrina, por lo cual se complementa en su acción anticoagulante y preventiva de los infartos cerebral y de miocardio.

El ajo baja la tensión

La ventaja del ajo frente a otros tratamientos para la hipertensión es que no presenta ningún tipo de efecto indeseable, sino más bien al contrario, y además actúa favorablemente sobre otros parámetros como los niveles de azúcar, de colesterol y de ácido úrico en la sangre (lo cual es uno de los inconvenientes principales de algunos de los fármacos antihipertensivos más usados).

La reducción de la presión arterial que induce el consumo de ajos es moderada, pero suficiente como para ser evaluada en miles de estudios científicos.

[
Si el ajo no fuera un alimento, se consideraría un verdadero medicamento.
]

También para los pulmones

El ajo ejerce un efecto pectoral excelente y, como tal, se ha utilizado durante siglos en el tratamiento de las toses infantiles y del adulto. En caso de dilatación crónica de los bronquios (enfisema pulmonar, bronquiectasias, etc.), el aceite esencial de carácter sulfurado del ajo ejerce un efecto antiinflamatorio sobre los alvéolos pulmonares.

Los estudios que relacionan la acción beneficiosa del ajo con el asma o con la bronquitis espástica se basan en la acción pectoral general que tiene este bulbo.

Por su acción antitóxica, el ajo ayuda al fumador de tabaco, ya que facilita la eliminación de los depósitos de nicotina presentes en la grasa corporal, que en muchas ocasiones son los responsables de que el fumador recaiga nuevamente en su mal hábito.

Jarabe para la tos seca

- 100 gramos de ajo
- 200 mililitros de agua
- 100 gramos de azúcar

Se disuelve el azúcar en el agua caliente. Se machacan los ajos y se mezclan con el agua. Tras siete días, se filtra y está listo para tomar, de dos o tres cucharadas diarias.

Es un jarabe excelente para los resfriados con tos irritativa, en los cuales no se acaba de sacar bien la flema.

Calmante digestivo y antiparasitario

Además de resultar efectivo en las afecciones dentarias como la parodontosis, según un estudio, alivia las molestias estomacales y abdominales, las flatulencias, los cólicos y las náuseas. Los autores concluyeron que era capaz de sedar estómago e intestinos.

A nivel intestinal, el ajo ejerce una actividad calmante y antidiarreica, así que resulta útil en el tratamiento de afecciones intestinales muy diversas, desde las flatulencias al colon irritable. Sobre el estómago, tiene una acción antibiótica capaz de inhibir la bacteria *Helicobacter pylori*.

Son clásicos los preparados a base de ajo para evitar que los niños tengan lombrices intestinales (oxiuros). Sin embargo, su poder antiparasitario abarca a parásitos mucho más rebeldes al tratamiento, como *Giardia lamblia* y los criptospóridos; incluso se ha recomendado en la disentería por amebas, una enfermedad tropical que por suerte no es común en zonas más templadas.

Efectos sobre el hígado, las vías biliares y la tiroides

Estimula la producción y secreción de la bilis, reduciendo el riesgo de padecer cálculos y cólicos biliares.

El ajo puede aumentar la actividad de la glándula tiroides, lo cual parece explicarse por su contenido en yodo y otros elementos halógenos, así como por sus derivados tiociánicos. Sin embargo, debe tenerse en cuenta que, en grandes dosis, el ajo ejerce el efecto contrario: reduce la actividad tiroidea.

Para la diabetes

Si bien su efecto sobre la glucemia plasmática (el azúcar en la sangre) es más bien discreto, todas las otras actividades cardiovasculares son de gran importancia en la prevención de las complicaciones propias del proceso diabético.

En la cocina

El ajo es a la vez verdura, condimento y especia; y lo podemos consumir crudo o cocido. Para gozar completamente de sus virtudes medicinales lo consumiremos crudo, restregado en una tostada, en forma de alioli, cortado finamente encima de ensaladas y sopas (una sopa de ajo es uno de los alimentos más cardiosaludables que se conocen), o dentro de múltiples salsas, prácticamente sobre cualquier plato no dulce.

Un aderezo de ajo y perejil es aún mejor que el ajo solo.

El ajo pica solo cuando se come crudo. Cuando se cuece cambia absolutamente su sabor, pero sin embargo no deja de provocarnos un olor penetrante en el aliento y en las secreciones.

Se dice que si le quitamos el germen al ajo no nos olerá el aliento, pero parece que eso no es cierto (yo lo he probado muchas veces y no noto ninguna diferencia).

Entre el ajo poco frito o tostado, los gourmets lo prefieren frito, porque tostado pierde gran parte de sus propiedades y tiene un sabor muy diferente; recuérdalo al hacer un sofrito: mejor que no se queme. En los asados podemos incluirlo no solo en el aderezo, sino que finamente cortado podemos meterlo en finas láminas dentro de la carne o el pescado, a los que impartirá un magnífico sabor. En ocasiones, como cuando se cuecen unas legumbres, podemos poner en la cocción una cabeza de ajo entera, sin quitarle la piel, pero lo más usual es pelarlo sacándole la piel papirácea que envuelve cada gajo. Si tenemos dificultades al pelarlo, simplemente lo podemos aplastar con la hoja de un cuchillo y luego sale el gajo más fácilmente de su envoltorio natural.

ALIOLI

El famoso alioli no contiene más que ajo y aceite. Se machaca con la mano del mortero una buena cantidad de ajos. Cuando están hechos una pasta, se añade muy poco a poco el aceite hasta conseguir la emulsión, moviendo la mano siempre en la misma dirección circular. Sirve para acompañar platos a la brasa.

El ajo también puede encontrarse como uno de los ingredientes de las recetas que aparecen en las páginas 33, 58, 71, 100, 126, 151, 179, 229, 316, 322, 324, 325, 326, 329, 330, 331, 332, 333, 334 y 337.

Berro

Nasturtium officinale

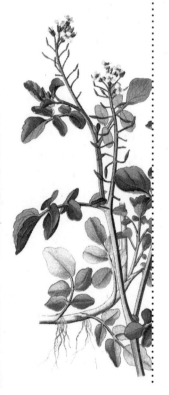

Es una planta acuática que para crecer gusta de bordes de arroyos y torrentes, en balsas de aguas limpias, frescas y cristalinas, siempre donde haya una renovación del agua, ya que no le agradan las aguas estancadas.

Hasta hace bien poco, era una verdura desconocida, que solo se consumía en el campo, donde se recogía salvaje. Hoy, con la irrupción de las ensaladas de brotes verdes, de pequeñas hojitas, etc., se ha convertido en un condimento o ensalada muy popular, mezclada con otras hojas de ensalada.

El berro tiene sabor aromático, intenso, algo picante y amargo, debido posiblemente a su contenido en un glucósido azufrado denominado *nasturtiósido*, compuesto que participa también en todas las virtudes medicinales de esta planta.

SUSTANCIAS IDENTIFICADAS

Glicósidos tiociánicos: gluconasturtina, feniletilsenevol. Aceite: raphanol, isosulfocianato de feniletilo, sinigrina, sinalbina, glucotropeolina. Carotenos, vitaminas A, C, D y E, yodo y hierro.

✑ Propiedades terapéuticas ✐

Un buen complemento alimentario

El berro es un buen complemento alimentario, ya que es excepcionalmente rico en derivados sulfurados (ricos en azufre) a los que debe parte de su aromático sabor, pero también es una excelente fuente de vitaminas A y C, así como de hierro y de yodo. Ya desde tiempos antiguos se consideraba una buena cura para el escorbuto o pelagra. El alemán Ambrosius Rhodius, en 1635, o el noruego Henrik Hoyer, en 1593, ya lo recomendaban para ello. Rhodius hace una lista de los síntomas del escorbuto sugiriendo erróneamente que su origen sea el pescado seco o ahumado; pero en cambio con mucho acierto recomienda los berros salvajes como remedio en un país en que las frutas son escasas; encontrar una fuente alternativa de vitamina C era importante, aunque no supiera de la existencia de esta vitamina.

Aperitivo

El berro, como ensalada o entrante, es un buen aperitivo, ya que abre el apetito debido a la acción estimulante que tiene sobre la mucosa del estómago. Y esto hasta tal punto que en personas con estómagos sensibles (o cuando se toman grandes cantidades de berros), puede llegar a provocar incluso algo de acidez o molestias debido al aumento de secreción de los jugos gástricos.

Para la orina

En medicina complementaria se ha recomendado el berro como diurético, y como complemento en el tratamiento de las infecciones urinarias recurrentes, y parece funcionar bien según varios estudios. Uno australiano comprobó la eficacia de diversas plantas en el tratamiento de la infección urinaria en niños. Cuando se evaluó el berro, se observaron resultados favorables aunque no concluyentes. La inclusión de berros en la dieta podría ser un complemento eficaz para tratar las infecciones de orina.

Un buen antioxidante

Analizando la actividad antioxidante del berro, se observó que la parte más activa son las hojas, seguidas de los tallos y las flores, y el análisis de las hojas denotó la presencia de miristicina, alfa-terpinoleno y limoneno.

En animales de experimentación se ha visto que el berro tiene una acción hipolipemiante que se ha atribuido a este poder antioxidante, que reduce el colesterol y los triglicéridos, habiéndose observado descensos de hasta un 45 por ciento.

Por su parte, un estudio argentino analizó el efecto del jugo de berro sobre ratones de laboratorio, sugiriendo un efecto protector sobre las mutaciones celulares del ADN, o sea, un efecto protector frente al cáncer.

Especial para calvos

El nombre que se le da al berro en francés y sajón, *cresson*, que a su vez deriva del latín *crescere* (crecer), seguramente tiene su origen en el poder que tiene esta planta para estimular el crecimiento del pelo. En textos encontrados del siglo XII en Europa central, se denominaba a esta planta como *cressaienz*.

La alopecia o calvicie, pues, es una de las indicaciones del jugo de berros, aplicado a nivel local. Por su contenido en derivados sulfurados es un excelente reconstituyente y fortificante de las raíces capilares.

El pelo es un tejido que contiene una gran cantidad de azufre, el cual le da la elasticidad y fortaleza.

CATAPLASMA DE BERROS

En caso de úlceras, de amigdalitis, de abscesos con dolores dentales, es clásica una cataplasma con berros trinchados, unas cucharadas de vinagre, clavos de olor finamente reducidos a polvo y todo ello mezclado en una masa homogénea que se aplica sobre la zona dolorosa o inflamada.

Posiblemente antiinflamatorio

Los estudios sobre animales de laboratorio parecen indicar que el jugo de berro, administrado por vía oral, tiene una moderada acción antiinflamatoria.

Los berros también son extremadamente útiles para hacer cataplasmas que ayudan en ciertos procesos agudos.

❧ *En la cocina* ☙

Con berros puede elaborarse perfectamente una ensalada, aunque si solo contiene berros, puede resultar algo fuerte, así que es mejor añadirlos como saborizante y para dar un toque diferencial.

En principio, no es muy recomendable ir a recoger berros salvajes a menos que estemos muy seguros de la calidad del agua, ya que el berro tiene tendencia a acumular microbios y tóxicos de allí donde crece.

También se utilizan como acompañamiento de platos de carne o de pescado, y cocidos dan un aroma muy peculiar a sopas y estofados de verduras. Combinan bien crudos con salsas de ensalada preferentemente ácidas.

Los berros que nos sobren, los remojamos con agua fresca y los dejamos reposar por la noche. A la mañana siguiente un jugo de berros con otras frutas y verduras puede tener un delicioso y regenerador efecto enzimático y antioxidante.

CREMA DE BERROS

- 300 gramos de berros
- 3 patatas medianas
- 1 litro de caldo vegetal o de pollo
- 1 cucharaditas de nata líquida por persona
- Pimienta blanca
- Sal

Se pican los berros finamente (solo la parte blanca), se sofríen y cuando empiezan a dorarse se añaden las patatas troceadas y se sofríen también. Posteriormente añadiremos el caldo vegetal o de pollo y se deja cocer unos 20 minutos. Al final, se rectifica de sal, se añade una cucharadita de nata líquida por persona y se pasa por la batidora. Se pone en la nevera y se sirve bien fría.

Como toque especial, pondremos sobre cada bol una cucharadita de nata líquida, un poco de pimienta blanca y una hoja de berro.

Cebollino

Allium schoenophrasum

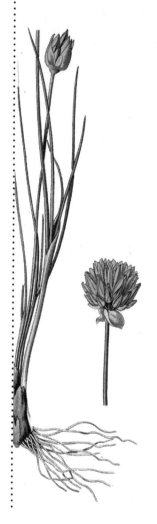

La parte usada del cebollino son las hojas verdes, largas y huecas de la planta *Allium schoenophrasum*, y también de *Allium fistulosum*, que son muy similares a las de la cebolla aunque más pequeñas. Ambas plantas son de la familia de las Liliáceas, aunque sin el bulbo.

Se utilizan las hojas, las cuales son de un sabor acebollado, que en estudios se ha observado que tienen efectos tanto antiinflamatorio, como antioxidante, antimicrobiano y antifúngico. Es por ello que recomendar añadir cebollino a las comidas, en cantidad abundante, puede ser un complemento útil en enfermedades inflamatorias digestivas o intestinales, y también en procesos dolorosos de todo tipo.

El cebollino tiene un sabor suave, que nos recuerda a la vez al ajo y la cebolla, aunque no tan intenso como estos dos.

SUSTANCIAS IDENTIFICADAS

Aceite esencial: contiene compuestos sulfurados, como el ajo y la cebolla.

En la Antigüedad se interesaron por los cebollinos más por sus virtudes medicinales que por las culinarias, considerándolos un buen remedio para estimular el apetito.

Es utilizado como mínimo desde la Edad de Piedra, tal como lo demuestran los hallazgos arqueológicos. El área de utilización prehistórica es el norte de Europa, Rusia, Escandinavia, extendiéndose hasta las estepas asiáticas.

Posiblemente no fue hasta la Edad Media que se empezó a cultivar. Se supone que griegos o romanos lo utilizaban, pero es más dudoso porque los que lo describieron no lo diferenciaban del puerro o de la cebolla.

Propiedades terapéuticas

Los sulfurados que contiene el cebollino son sustancias que se han demostrado útiles para fluidificar las secreciones bronquiales, especialmente en personas fumadoras, y que tienen una acción más compleja de tipo antioxidante y antiproliferativa, o sea, con un potencial efecto anticancerígeno que se ha atribuido también a compuestos fenólicos.

Los vegetales comestibles de la familia *Allium* (ajo, cebolla, puerro, chalotas y cebollinos) tienen propiedades similares, unos tienen acción más intensa que otros, y una de las principales es que parecen reducir el riesgo de cáncer de estómago. Este efecto antitumoral y antiproliferativo parece derivarse de su poder antioxidante, comprobado en las hojas del cebollino.

En la cocina

El cebollino es una de las hierbas indispensables de las «finas hierbas» francesas, y es un excelente acompañamiento para toda suerte de platos.

Realza el sabor de casi todos los platos, algo menos a los de pescado. En general, no se fríe porque de ese modo pierde gran parte de su aroma, por lo que la mejor manera de usarlo es ponerlo por encima, finamente picado, una vez se ha cocido el alimento.

Lo podemos utilizar allá donde ponemos el perejil.

TORTILLA CON CEBOLLINO

Una tortilla francesa con cebollino es una delicia que recomiendo a todos los lectores.

- 50 gramos de cebollino
- 3 huevos
- 1 cucharada de leche
- 1 cucharadita de harina
- Pimienta blanca
- Sal
- Aceite de oliva

Se pica bien fina una buena cantidad de cebollino y se sofríe muy ligeramente con un poco de aceite de oliva, de manera que quede blando, pero no tostado. Luego se mezcla con el huevo y una cucharada de leche y media cucharadita de harina diluida en ella. Se bate todo y se echa en la sartén y se prepara como una tortilla francesa.

El cebollino también puede encontrarse como uno de los ingredientes de la receta que aparece en la página 335.

Escalonia

Allium ascalonicum

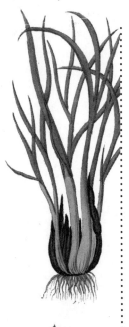

La escalonia o chalota es un tipo de ajo, o de cebolla, de lo más selecto en gastronomía.

Los franceses tienen un gran aprecio por ella, y tiene una característica curiosa, porque se parece más a una cebolla (por su sabor, por su cobertura o piel externa), pero crece como si fuera un ajo, formando bulbos uno al lado del otro.

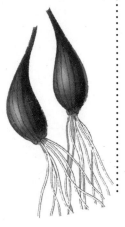

El término de *chalota* o *echalote* sería una mezcla de la raíz alemana de ajo, *aschlausch*, y la latina de *scalonnarium*, y en el siglo XII se cita como *echaloigne*.

Existen dos tipos de escalonias, la pequeña y blanca, la que seguramente encontremos con frecuencia en el mercado, y la grande y roja, más propia de países más fríos del centro de Europa. Todas las escalonias suelen tener un tamaño algo menor que la cebolla, pero mayores que los ajos.

SUSTANCIAS IDENTIFICADAS

Fructosanos, tiosulfinatos, ascalonicósidos, glucopiranosa, beta-caroteno, saponinas.

La historia de este condimento es muy antigua, y dice la leyenda que fue llevada a Europa por los cruzados, quienes habiendo vencido en batalla a los infieles en la villa de Askalon, encontraron este precioso bulbo. Pero no tiene visos de ser real, porque algunos siglos antes, en la época del emperador Carlomagno, ya se conocía su cultivo, que se cita en su famoso edicto sobre plantas medicinales, *Capitulares de Villis*, entre las plantas útiles a ser plantadas, con el nombre de *escalónica*.

✑ *Propiedades terapéuticas* ✎

En la Edad Media, la escalonia, y sus licores y vinagres tenían fama de fortalecer estómago. La escuela de Salerno la consideraba más una planta culinaria que medicinal, que excitaba el apetito, favoreciendo la digestión y aumentando la transpiración.

Hoy se sabe que la escalonia participa de las virtudes de muchas aliáceas, y una de ellas es su poder antimicrobiano, aunque comparado al del ajo y la cebolla es de menor intensidad, porque no es activa frente a microorganismos gramnegativos ni frente a levaduras.

Sin embargo, un estudio valora la efectividad del jugo de escalonia frente al microbio *Helicobacter pylori*, sobre el que sí es bastante activa como antibiótico, debido a una acción específica sobre la enzima ureasa, por lo que se recomienda como uno de los alimentos o condimentos a recomendar en caso de úlcera gastroduodenal y gastritis.

En la escalonia se ha encontrado un péptido, denominado *alcalina*, que podría ser responsable de determinada actividad antiviral presente en el jugo de escalonia. Cuando se administró durante ocho semanas este jugo a ratones de laboratorio se observó que actuaba sobre el virus de la inmunodeficiencia humana, además de reducir el colesterol plasmático. Nuevamente sería recomendable que tomaran escalonia y otros alimentos de la familia *Allium* las personas que padezcan sida o sus síndromes asociados.

Como otros alimentos de la familia, la escalonia tiene efectos antioxidantes, que podrían ser los responsables de una acción protectora inespecífica sobre el riñón, como se ha observado cuando se administra ciclosporina, un medicamento que con frecuencia produce toxicidad renal. Si conjuntamente con este medicamento se administraba escalonia, los niveles de urea y creatinina, parámetros que nos demuestran el estado de la función del riñón, mejoraban sensiblemente en quienes la habían ingerido, en comparación con quien no tomaba escalonia.

En un estudio se pudo observar que tiene una acción protectora sobre la degradación de los glóbulos rojos, aunque no se sabe exactamente qué utilidad podría tener esto sobre diversas enfermedades. Pero lo cierto es que reduce la peroxidación de las grasas (como sucede en ambientes contaminados), peroxidación que produce radicales libres y es una de las causas de la degradación de los glóbulos rojos. Parecerá algo arriesgado, porque en el estudio evaluado solo se hablaba de la escalonia, pero una dieta «antiaging» o antienvejecimiento debería contener una buena cantidad de escalonias (o de ajos, cebollas, puerros o cebollinos).

Otra de sus propiedades es la de reducir la angiogénesis (la formación de vasos sanguíneos en el organismo), uno de los procesos básicos en el crecimiento y desarrollo de los tumores.

También tiene reputación de provocar sed y dolor de cabeza, e intensa sensación de calor.

∽ En la cocina ∾

Uno podría confundirlas con las cebollas por su parecido, pero cuando las cocinamos observamos que tienen un aroma de cebolla, pero algo diferente, y en general son bastante más dulces.

Crudas o cocidas, se emplean para confeccionar diferentes salsas, acompañadas de romero, cebollino, eneldo o mostaza. Sus sofritos dan un sabor intensamente aromático a los guisos. Como condimento es excelente y puede reemplazar en todo momento y con ventaja a la cebolla, ya que con el mismo sabor, es mucho más dulce. Añadida cruda y bien picada a quesos, tortillas, salsas o cremas, da un toque imprescindible a estos alimentos. Indispensable para confeccionar unas finas hierbas.

Escalonia caramelizada

- 300 gramos de escalonias pequeñas
- 35 gramos de mantequilla (o de aceite)
- 1 o 2 cucharadas de miel
- 1 copita de oporto o jerez dulce (opcional)

Se pelan las escalonias y se sofríen enteras con mantequilla (o bien mitad de mantequilla y mitad de aceite) hasta que estén pochadas, momento en el que se añade una cucharada de miel y se deja reducir hasta que la miel las deje caramelizadas. Si se desea, con la miel se puede echar un pequeño chorrito de oporto o jerez dulce, en cuyo caso se separan del fuego cuando ya no queda líquido y sirven como excelente acompañante de platos de carne o de caza, como por ejemplo el magret de pato.

La escalonia también puede encontrarse como uno de los ingredientes de las recetas que aparecen en las páginas 93, 233 y 333.

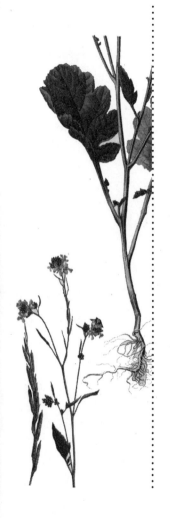

Mostaza

Sinapis alba
Sinapis nigra

Es una planta de la familia de las Crucíferas originaria del continente euroasiático. Mientras que la mostaza blanca tiene un origen europeo, la negra proviene de la cordillera del Himalaya.

El término deriva de *mustum*, el mosto de la uva, ya que los romanos la confeccionaban usando como líquido el zumo de las uvas.

La mostaza es picante (más la negra que la blanca) y azufrada a la vez, y las semillas son prácticamente esféricas, de 2 o 3 milímetros de diámetro, con pequeñas pintas en su superficie, inodoras cuando están enteras, pero que emiten un intenso olor picante cuando las machacamos.

La mostaza negra (en la imagen) no es negra, sino amarilla, mientras que la blanca es de color crema, más pálida que la anterior.

SUSTANCIAS IDENTIFICADAS

Glucosinolatos indólicos, isotiocianatos. Glucósidos: sinalbina, sinigrina. Enzimas: mirosina.

✍ *Propiedades terapéuticas* ✍

Anticanceroso

Además de una buena fuente de selenio y de tener propiedades antiinflamatorias, los glucosinolatos que contiene, productos secundarios comunes en plantas de la familia de las Crucíferas, dan lugar mediante hidrólisis a una serie de compuestos volátiles que, además de ser responsables de la condición picante sobre la boca y las mucosas, generan otras sustancias que se consideran protectoras frente al cáncer.

Un estudio japonés evaluó a personas muy longevas de ese país, observando que la mostaza era uno de los condimentos frecuentemente utilizados. La mostaza tiene una intensa propiedad antioxidante, y tiene también un notable efecto anticancerígeno sobre numerosas especias celulares, y en especial del cáncer de colon.

Las semillas de mostaza contienen hasta un 40 por ciento de grasas, muy ricas en una sustancia denominada mirosina, que adquiere un sabor intensamente picante cuando se mezcla con agua, debido a su alta solubilidad en el líquido elemento. Estas grasas son muy ricas en ácido alfa-linolénico, de la serie omega-3, más efectivo en la prevención del cáncer de colon que los aceites de pescados. Estudios canadienses han observado reducciones de hasta el 50 por ciento del cáncer colónico tras la administración de mostaza.

Acción digestiva

El consumo de mostaza abre el apetito, reduce el meteorismo y estimula la secreción de jugos gástricos. Mejora la digestión y ayuda a digerir las grasas. Por ello se recomienda en casos de digestiones lentas o estómago con falta de tono. Estará contraindicada, en cambio, en casos de gastritis o úlcera gastroduodenal.

Aplicación externa

¿Quién no se acuerda de los parches Sor Virginia que se ponían los abuelos y abuelas para el dolor de artrosis? Pues esos parches son *sinapismos*, realizados con extractos de mostaza.

La aplicación de la mostaza sobre la piel irrita y enrojece, y por ello se utiliza como revulsivo en casos de artrosis o bien como tratamiento de gripes o resfriados, aplicada sobre el tórax.

CATAPLASMA DE MOSTAZA

- 30 gramos de mostaza
- 1 litro de agua

La preparación es fácil, basta hervir los gramos de mostaza molida gruesamente en el agua y empapar luego un recorte de lino o tejido natural para hacer una cataplasma o sinapismo, que se aplicará sobre la zona dolorosa o sobre el tórax, dejando actuar durante un tiempo promedio de 10-15 minutos, hasta que la piel quede moderadamente enrojecida.

Su empleo excesivo, en concentración o tiempo, puede provocar irritaciones, ocasionalmente severas. Es irritante en dosis altas, y puede crear molestias en los ojos, nariz y otras mucosas.

✍ En la cocina ✍

El uso de la mostaza se remonta al tercer o cuarto milenio antes de nuestra era, porque tanto asirios como sumerios conocieron esta preciada especia. Antes del año 1000, en Francia ya se fabricaba salsa de mostaza.

Las semillas son un excelente condimento para aromatizar los guisos de verduras, pero sobre todo se utilizan para preparar la salsa de mostaza, para aderezar carnes, pescados o ensaladas. Hoy en día, es el condimento más utilizado en todo el mundo, y sus niveles de ventas superan con creces a las de las otras especias conocidas.

Se recomienda la mostaza en aquellos platos difíciles de digerir, ya que su sabor picante estimula la secreción de jugos en el estómago e intestinos.

Las hojas de la mostaza negra se utilizan como verdura en países como India, Pakistán y sur de Rusia. Recuerda a las hojas del nabo, con el que está emparentado botánicamente.

> *La mostaza germinada es una delicadeza, entre los germinados, porque aporta este sabor picante de la mostaza, en forma de verdura. Un complemento perfecto y saludable para muchas ensaladas. Es algo difícil de encontrar, y se ha de consumir fresca...*

Si la utilizamos en forma de semilla, conviene primero molerla y después hacer una pasta con un poco de agua, ya que solo así podremos disfrutar plenamente de su aroma. Como variante, podemos tostar las semillas, con lo que cambia radicalmente y su característico picante se mezcla con el sabor de la nuez. Para ello solo debemos ponerlas en el horno a fuego medio 15 minutos, o en una sartén, procurando, eso sí, que no se quemen. Después se muelen como es lo habitual.

Como el calor destruye en gran parte su sabor picante, si deseamos realzar el sabor añadiremos la mostaza siempre al final de la cocción del plato. Si por el contrario somos de los que no soportamos mucho su estupendo sabor picante, lo añadiremos antes de forma que la especia se cueza.

La utilizaremos en verduras, carnes y pescados, y todo tipo de platos guisados, y también para alegrar el sabor de los bocadillos, así como para la confección de otras salsas tradicionales en las cuales habitualmente no se pone mostaza, como la salsa holandesa, la vinagreta o la mayonesa.

El uso de harina de mostaza es típico de muchos platos de la cocina asiática, mezclada con arroz, agua y vinagre.

SALSA DE MOSTAZA AL ESTRAGÓN

La semilla de mostaza tiene capacidad emulsificante (permite la disolución de aceites en agua, y viceversa), por lo que es un complemento excelente para salsas, especialmente para la ensalada, en las que la adición de mostaza reduce la necesidad de otros condimentos como vinagre, o aceite, pues consigue dispersar el aceite e impregnar los otros condimentos de manera mucho más uniforme.

- 100 gramos de mostaza (amarilla, negra, parda)
- 120 gramos de vinagre de vino blanco
- 60 gramos de aceite de oliva
- 10 gramos de sal marina
- 10 gramos de harina
- 2 dientes de ajo triturados
- 2 cucharaditas de estragón molido
- 1 a 3 cucharaditas de miel
- 60 mililitros de agua

Se pasan los ingredientes por la batidora, a media o fina trituración. Se guarda en un recipiente cerrado. Podemos añadir algo de aceite por encima para que no se seque.

La buena salsa de mostaza conserva durante largo tiempo sus propiedades, y es un buen inductor de la regeneración enzimática de los alimentos.

La mostaza también puede encontrarse como uno de los ingredientes de las recetas que aparecen en las páginas 234, 262, 319, 328, 331 y 335.

Rábano picante

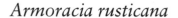

Armoracia rusticana

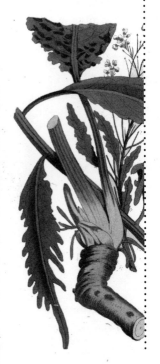

El rábano picante o rusticano es una planta de la familia de las Crucíferas, muy utilizada a lo largo de los siglos en poblaciones del centro y del norte de Europa como alimento y medicina. Se consume mucho en Alemania, y también en Estados Unidos.

Además del rizoma, se utiliza la raíz, que tiene en su parte superior varios surcos anulares y es de color blanco-amarillento por el exterior, con numerosas cicatrices dejadas por las hojas que se han agostado previamente, y blanca por dentro. Mide entre uno y cuatro centímetros de diámetro, y puede alcanzar hasta un metro o más de largo. Es fibrosa, carnosa, suculenta, de olor y sabor muy picante, y produce lagrimeo cuando se come y estornudos cuando se huele.

Sustancias identificadas

Aceite esencial: Isosulfocianato de alilo (sinigrina), de feniletilo, de fenilpropilo, sulfuro de dialilo, sulfocianato de butilo. Glucósidos (sinigrósido), sitosteroles, asparagina, glutamina y arginina.

El principio picante del rábano rusticano es un aceite volátil denominado *tiosinamina*, parecido al de la mostaza (también de la familia de las Crucíferas). Esta sustancia se transforma y neutraliza con la desecación, de tal manera que se cree que el principio picante es inexistente en la raíz viva, pero cuando esta se expone al oxígeno se empieza a formar una reacción química que da lugar a la tiosinamina. Esta reacción prosigue, porque en poco tiempo el rábano deja de ser picante, hasta el punto de que en la raíz totalmente seca ya no hay sabor picante en absoluto.

También contiene sulfotiocianato de alilo, esencia incolora, áspera y también irritante de la piel y de las mucosas, rica, al igual que la tiosinamina, en azufre orgánico.

✆ Propiedades terapéuticas ✆

Un antibiótico admirable

Ejerce una notable acción antiséptica sobre las mucosas urinaria y respiratoria, por eliminación a través de ellas de sus componentes ricos en azufre, modificando la secreción bronquial con una cierta actividad balsámica, expectorante y antiséptica, se usa en catarros, bronquitis, gripe o tos.

La actividad antibiótica del rábano picante y la diseminación por el aire de sus principios activos ha hecho que se considere una medicina segura en el tratamiento de los resfriados y afecciones respiratorias estacionales. Es eficaz en afecciones de las vías respiratorias altas, incluidas las de tipo alérgico, como faringitis, sinusitis, rinitis o conjuntivitis. El principio aromático-picante del rábano rusticano ejerce como un buen antiséptico de las vías respiratorias y urinarias; de ahí su utilización tradicional.

A nivel urinario tiene acción diurética y antiséptica, aunque en dosis elevadas puede producir irritación de las mucosas urinarias, aunque también gastritis o nefritis.

Se utiliza como depurativo general en el tratamiento de fondo de la artritis en general y de otras afecciones del sistema osteoarticular.

La acción que ejerce el rábano picante, por su contenido en isotiocianatos (que también posee el wasabi), lo hace un buen complemento en el tratamiento y prevención del cáncer de colon.

Como la mostaza, por vía externa se ha indicado en fricciones de linimentos antirreumáticos o para procesos de inflamación de las articulaciones y para los huesos. En estos casos se comporta como un rubefaciente (enrojece e inflama la piel). Puede provocar reacciones de hipersensibilidad con enrojecimiento o irritación por contacto, con formación de ampollas.

La mejor forma de consumir el rábano picante es fresco, pelado y rallado recientemente. Es cuando conserva mejor sus propiedades, aunque al rallarlo nos pueden picar la nariz y los ojos. Se mezcla como aderezo en las ensaladas de patata, platos de carne y charcutería, con el salmón ahumado, o en la confección de salsas.

Añade un poco de rábano picante rallado a la salsa mayonesa, a una salsa ácida para pescado o a una salsa blanca fresca, para dar un toque original y saludable.

El rábano picante, cuando se calienta, pierde gran parte del sabor picante, y añade un sabor aromático a los mismos platos donde pondríamos nabos, rábanos o zanahoria.

ENSALADA ALEMANA

- 200 gramos de patatas
- 100 gramos de zanahorias
- 100 gramos de remolacha
- 200 gramos de col roja
- 30 gramos de pepinillos encurtidos
- 30 gramos de rábano picante
- Aceite, mayonesa o salsa vinagreta como aliño

Se cortan a dados y se hierven la patata, la zanahoria y la remolacha. Se ponen en un bol y se añade col roja cruda finamente rallada, pepinillos encurtidos y, como aderezo, rábano picante rallado.

Se puede aliñar con aceite, mayonesa o salsa vinagreta.

Wasabi

Wasabia japonica

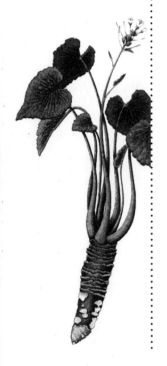

Es una planta originaria de Japón, Corea y de las islas Sakhalin, que crece en medio acuático, especialmente en las riberas con grava de los ríos de montaña, aunque la práctica totalidad que podemos encontrar proviene de cultivo.

Es una Crucífera, o sea, perteneciente a la misma familia que las coles, la mostaza o los nabos, de las cuales tiene una similitud en su aroma. Se ha denominado científicamente también como *Cochlearia*, *Eutrema* o *Alliaria wasabi*, y su nombre no tiene traducción al castellano, puesto que su uso está muy circunscrito a Japón.

Como la mostaza, tiene un sabor muy picante y amargo a la vez. Cuando la raíz está seca, no pica en absoluto, pero al reconstituir su polvo con agua recupera el sabor picante.

SUSTANCIAS IDENTIFICADAS

Glucosinolatos como la sinigrina, que supone el 90 por ciento o la coclearina, que son hidrolizados hasta isotiocianatos. El contenido en isotiocianatos es de un 0,2 por ciento aproximadamente.

UNA ESPECIA CARA

El verdadero wasabi es difícil de encontrar. Fresco es prácticamente imposible, y solo lo venden envasado buenas marcas japonesas (y tiene además unos precios estratosféricos). Sí se puede encontrar fácilmente el polvo rallado y desecado, que luego simplemente se mezcla con agua para reconstituirlo.

Wasabia japonica es difícil de cultivar, y tarda unos cuantos años antes de ser productiva. Existen cultivos fuera de Japón, como por ejemplo en China, en Nueva Zelanda o Estados Unidos. Miremos las etiquetas (aunque a veces están escritas en japonés).

Los japoneses distinguen dos tipos: el Sawa-wasabi y el Oka-wasabi. El Sawa se cultiva en los ríos y es de calidad superior, más picante, mientras que el Oka se cultiva más intensivamente, en campos arenosos inundados, su producción es mayor y su calidad algo menor. Sin embargo, ambos tienen una calidad superior a la preparación hecha reconstituyendo el polvo con agua.

El falso wasabi

El rábano picante es un excelente sucedáneo del wasabi, con la ventaja sobre esta cara especia japonesa de que tiene una producción magnífica y el precio de la materia prima es centenares de veces inferior al del wasabi.

Por esta razón, las pastas y polvos para fabricar wasabi se han hecho normalmente con rábano de la variedad *Armoracia rusticana* y semillas de mostaza.

Lo cierto es que todas estas especies provienen de la familia de las Crucíferas, y tienen compuestos azufrados comunes, como la sinigrina o los isotiocianatos. Por eso, la sensación sucedánea se parece a la original, y los estudios clínicos sobre las virtudes del wasabi se podrían superponer a las del rábano rusticano o picante.

❧ Propiedades terapéuticas ❧

Reduce la inflamación y la alergia

Se ha observado que el isotiocianato 6-metil-tioalkil-isotiocianato o (6-MTIC), específico del wasabi, con un alto contenido en isotiocianatos, es capaz de inhibir la enzima lipooxigenasa y la fosfodiesterasa causantes del proceso inflamatorio. Por esta razón se indica en casos de alergia, eccema, asma y en procesos dolorosos de la artrosis.

La acción antiinflamatoria, al igual que su sabor picante, es de muy rápida actuación y efectiva incluso a dosis bajas.

Antibiótico natural

Los vapores de isotiocianato han demostrado ser efectivos como antibiótico o conservante natural de los alimentos, reduciendo el crecimiento de microbios tan peligrosos como *Escherichia coli* o *Staphylococcus aureus*, aunque también de levaduras y hongos. También es activo sobre *Streptococcus mutans*, uno de los microbios responsables de la caries dentaria, por lo que en Japón algunas pastas dentífricas contienen extractos de wasabi.

Siguiendo con la actividad bactericida y antimicrobiana, también ha demostrado efectividad en el control del microbio *Helicobacter pylori*, causante en parte de la gastritis. Nuevamente nos encontramos que un picante intenso puede mejorar las condiciones de ardor de estómago y úlceras.

También alivia el cáncer

Los estudios más concluyentes son los realizados sobre células cancerosas, y sobre los factores que producen el cáncer. Se sabe que los isotiocianatos pueden neutralizar un montón de sustancias carcinógenas, capaces de producir el cáncer, actuando sobre diversas enzimas como la glutatión transferasa, que inhibe el crecimiento de las células malignas. El isotiocianato 6-MTIC puede reducir, además, el riesgo de metástasis (o sea de la capacidad de diseminarse a distancia que tienen muchos cánceres) ya que provoca la apoptosis o muerte celular programada de las células cancerosas. Además, estos efectos del 6-MTIC y de los isotiocianatos solo afectan a las células cancerosas, pero no a las sanas.

Los tiocianatos reducen la agregabilidad de las plaquetas, previniendo de embolias e ictus, pero posiblemente reduciendo también la capacidad de metástasis cancerosa. De esta manera, se ha observado que los compuestos azufrados del wasabi, y en general de los otros condimentos y alimentos de la familia de las Crucíferas (rábanos, berros, incluso mostaza), pueden actuar un poco a nivel de diversos tipos de inducción, creación, crecimiento y dispersión de las células cancerosas, induciendo además su muerte por apoptosis.

Los estudios han demostrado que si se consume wasabi en la dieta se provoca un efecto positivo en relación al cáncer de mama, de estómago o de colon, así como en la leucemia.

Reduce la glucemia y mejora el metabolismo

Finalmente, aunque seguramente sin tener que ver con el compuesto picante de esta especia, el wasabi tiene también una acción favorable sobre el proceso de la diabetes, al mejorar el estado del riñón que con frecuencia se ve afectado en los diabéticos crónicos.

Investigadores australianos han observado que el consumo de wasabi induce descensos del colesterol, especialmente del colesterol malo.

También se recomienda en las dietas para la obesidad, en las cuales el wasabi parece actuar reduciendo el depósito de grasa blanca y estimulando su combustión metabólica.

Otros estudios dietéticos hablan de la utilidad de esta especia en el tratamiento dietético de eccemas, asma, diarrea, artritis, osteoporosis o diabetes; o como conservante alimentario.

Estimula el sistema nervioso

La experiencia de probar wasabi incluye una gran excitación nerviosa y en algún artículo no se recomienda su consumo en personas que han tenido un infarto reciente, pero más por esa exaltación del sistema nervioso vegetativo que por su acción cardiovascular, que se puede considerar en general cardiosaludable.

Tampoco es recomendable que las personas que padecen sinusitis prueben el wasabi, ya que la mucosa sinusal y nasal puede verse afectada negativamente si se la somete a la experiencia de probar una buena cantidad de wasabi; este efecto excitante puede excitar el componente nervioso de la sinusitis y aumentar la congestión.

Algo parecido puede pasar en afecciones como la alergia, la dermatitis o rinitis o el asma; enfermedades en que el sistema nervioso está exaltado; en estos casos más vale no avivar más el tsunami que esta especia nos provoca.

❧ En la cocina ❧

Existen dos variedades cultivadas de wasabi, la de color verde más oscuro o daruma wasabi, y la de color más claro, pero más picante, el matsuma wasabi.

En Japón se consume fresco, pero fuera de allí se nos presenta en forma de un polvo verde claro, o en forma de pasta.

EL TSUNAMI QUE INUNDA LA BOCA

Quien tiene la osadía de probar el wasabi sufre un «subidón» picante muy intenso; de hecho, se considera como una de las especias más picantes que existen, un verdadero tsunami que pone a prueba los receptores linguales del dolor, y solo se sitúa detrás de algunos de los chiles más picantes.

No hay que preocuparse mucho, porque tras sufrir un rato en el que el picante parece salir por la boca, por las narices (porque provoca una irritación nasal), casi diríamos que por las orejas y los ojos, de los que irrita la mucosa (tanto que nos hace saltar las lágrimas, porque tiene efecto lacrimatorio), esta sensación picante se reduce casi instantáneamente para no dejar ningún resto. Una experiencia realmente curiosa para aquellos que no lo han probado previamente, porque es un picante realmente diferente.

El picor se debe a la presencia de glucosinolatos e isotiocianatos, unas sustancias con muchísimo interés medicinal presentes en otras plantas de la familia de las crucíferas como el rábano picante. Los glucosinolatos se transforman en los picantísimos isotiocianatos mediante la acción de una enzima muy inestable denominada *mirosinasa*.

De hecho, se afirma que parte de la gran longevidad del pueblo japonés puede ser debida al consumo de alimentos tradicionales como el wasabi.

En los restaurantes japoneses solemos encontrarlo como una pasta de color verde, que es simplemente la raíz rallada, o mejor dicho, el rizoma de esta planta, que tiene un gusto sumamente picante. La cocina japonesa no suele especiar sus platos, y los condimentos y aderezos se sirven por separado para que cada comensal se lo sirva en función de su gusto personal.

Se supone que fue introducido en la dieta tradicional japonesa en el siglo X, con los platos de pescado, para reducir el riesgo de contaminación por microbios y parásitos de estos alimentos. Estudios posteriores han demostrado que realmente posee estas virtudes conservantes e higiénicas sobre los alimentos.

El wasabi tiene las mismas indicaciones en la cocina que el rábano picante, y su presentación más clásica es como acompañante del sushi, pero podemos incluirlo en diversos platos, como por ejemplo añadiendo una pequeña cantidad a una mayonesa, para darle un sensual sabor picante; también es ideal para acompañar platos con aguacate, como por ejemplo un guacamole, y para hacer combinaciones dulce-picantes, como por ejemplo servirlo con almendras garrapiñadas a las que incluimos el toque picante del wasabi.

Como es una especia japonesa, podemos aderezar platos crudos y cocidos con una mezcla de vinagre de arroz, salsa de soja (en pequeñas cantidades) y polvo de wasabi o wasabi rallado. Sirve tanto como aderezo como para hacer marinadas.

CÓMO SE TOMA EL WASABI

Aunque el wasabi se puede usar de idéntica manera que el rábano picante, por su elevado valor recomendamos utilizarlo como complemento del sushi, formando bolitas y poniéndolo a un lado del alimento.

Se consume directamente: primero un poco de sushi, y luego el wasabi, que contrasta sorprendentemente con el sabor neutro del arroz.

Nos servirá para combinar con cualquier tipo de pescado al vapor o a la brasa.

8

Las especias amargas

....

*E*l amargo es un sabor curioso, diferente a los demás. En general se le considera un sabor desagradable, aunque no siempre sea así, y el cuerpo lo puede relacionar con ciertos alimentos venenosos. Incluso a nivel coloquial, cuando hablamos de una experiencia amarga nos estamos refiriendo a algo muy diferente al amargor de los alimentos. Cuando tenemos reflujos de bilis, nos sube el amargor hasta la boca. Pero el consumo de amargos puede ser muy saludable, e ir mucho más allá del sabor, agradable o desagradable.

Muchas especias son amargas, aunque solo unas pocas son esencialmente amargas. Especias dulces, como el comino, tienen su toque de amargor, y lo tienen también otras como la cúrcuma, el jengibre, la angélica, las olivas, la menta, etcétera.

Si deseas muchos amargos, es posible que tu emoción principal sea la tristeza, el deseo de café sin endulzar, de verduras o de cerveza nos dice algo a nivel emocional.

Los chinos relacionan el sabor amargo con el elemento fuego, y lo relacionan con el amor y los asuntos del corazón. Un poco de amargo disuelve el fuego y mejora la circulación, además de estimular la vesícula biliar, sede de la melancolía. Un exceso de amargos puede reducir la libido.

Los alimentos amargos son aperitivos, y estimulan la secreción de jugos estomacales, intestinales, y especialmente de la bilis, y están por ello indicados en las inapetencias. Su acción medicinal alcanza la función del páncreas, y estimula en general la secreción de jugos digestivos, por lo que mejora la digestión, especialmente de grasas y proteínas. Se ha observado que los amargos pueden funcionar bien en caso de diabetes mellitus, y pueden reducir la incidencia del colon irritable.

El consumo de especias amargas se recomienda en caso de estreñimiento, meteorismo y digestión difícil en general.

En la cocina, no se utilizan mucho las especias amargas, en todo caso no se usan nunca en grandes cantidades, ya que el amargo es sinónimo de tóxico para la mentalidad del ser humano. Aun así, hay unas cuantas especias con sabor amargo, como el ajenjo, la corteza de angostura o el mirto. Añádelos en cantidad moderada y verás realzar tus platos... y tu hígado.

ACCIONES GENERALES DE LOS AMARGOS

- Reducen moderadamente la glucemia
- Alivian el estreñimiento y regulan el movimiento intestinal
- Mejoran la acidez estomacal
- Estimulan la secreción de jugos intestinales
- Alivian las náuseas y el empacho
- Aumentan la absorción de grasas y vitaminas A, D, E y K
- Abren el apetito
- Estimulan la función del hígado

Enebro

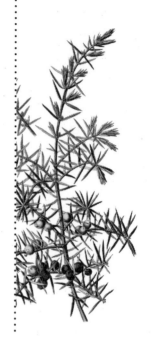

Juniperus communis

Planta de hoja perenne que crece en amplias zonas del hemisferio norte, especialmente en Europa y Norteamérica.

Durante el Imperio romano se empezó a utilizar como especia culinaria, y muy especialmente como sucedáneo de la pimienta, ya que esta provenía de países muy remotos.

El sabor de las bayas de enebro es muy típico, y da el aroma especial que tiene la ginebra: es altamente aromático y balsámico, bastante amargo y dulzón a la vez. Su aceite esencial es muy empleado en cocina y perfumería, pero menos en medicina y farmacia.

Sustancias identificadas

Aceite esencial: alfa y beta-pineno, camfeno, cadineno, cariofileno, sabineno, mirceno, cineol. Sustancias grasas: juniperina.

Propiedades terapéuticas

Catón, en la época de los romanos, nos da una fórmula de un vino de enebro con propiedades diuréticas que se prepara de la siguiente manera: «Machaca el enebro, y ponlo en vino viejo, que luego calentarás para luego ponerlo en botellas. Se toma a razón de uno o dos vasitos al día».

La indicación principal son las infecciones urinarias, ya que tiene un efecto antiséptico, aunque se ha de administrar con cuidado, ya que, en grandes dosis, las bayas de enebro pueden producir intolerancia, que no se da cuando se utiliza el enebro como especia, ya que la dosificación es sensiblemente menor.

El tratamiento con bayas de enebro no es recomendable en embarazadas (puesto que puede estimular la contracción uterina) o en personas con insuficiencia renal grave, ya que en dosis elevadas puede irritar el epitelio del riñón.

❧ En la cocina ☙

La mata del enebro se utiliza para ahumar la carne, y las bayas como aderezo de carnes, salchichas, sopas y en la preparación de la chucrut o col ácida. Para aumentar su sabor, se aplastan las bayas, y se macera con ellas el alimento unas dos horas.

Es el elemento característico del sabor de la ginebra y de licores como el Martini. Si añades al gin-tonic unas cuantas bayas de enebro, el sabor amargo se realzará mucho más.

CONSERVA DE BAYAS DE ENEBRO

Pon las bayas de enebro en maceración de algún licor, especialmente ginebra, durante semanas, meses o años.

El enebro también puede encontrarse como uno de los ingredientes de la receta que aparece en la página 246.

9
Las especias picantes

....

A muchas personas les encanta el picante, tanto que lloran de placer cuando lo prueban, y ello es posiblemente debido a que buscan en su vida una intensidad mayor. El individuo puede buscar en los alimentos picantes aquella aventura que se corresponda con su personalidad. Los alimentos picantes también estimulan el pensamiento.

Según la medicina china, los picantes están relacionados con el elemento metal, y según esta teoría quizá lo que te hace falta es salir del sentimiento de culpa o de depresión.

Un poco de picante en cada comida te puede ir bien para fortalecer los pulmones y eliminar la infelicidad y el aburrimiento es un excelente tratamiento para el resfriado común. Un exceso de picantes puede provocar irritación de las mucosas, digestivas y del sistema respiratorio.

Las moléculas picantes estimulan los receptores del dolor. La piperina (de la pimienta negra) o la capsaicina (de la guindilla) son posiblemente las más conocidas.

Parece ser que el consumo repetido de especias picantes puede provocar una desensibilización, una reducción del sentido para eludir los molestos efectos, o al menos esa era la teoría hasta hace un tiempo. En un estudio en el que se utilizó guindilla picante, se relacionaron los tipos de personalidad con el consumo de especias picantes, y se observó que existían unas características psicológicas especiales en sus consumidores habituales, en especial una necesidad de reconocimiento o de recompensa, lo cual parece echar por tierra la teoría de la desensibilización para relacionar el gusto por los picantes con características psicológicas individuales.

En estudios hechos sobre personas que adoran los picantes, y poniendo cada vez condimentos más y más picantes, hasta encontrar el nivel máximo de tolerancia, se observó que a estas personas les gusta tanto picante como puedan soportar, y que el umbral entre placer y dolor es sutil, ya que un poco por debajo causa un gran placer, y un poco por encima de este umbral es un picor inaguantable.

Los países tropicales son mucho más propensos a consumir picantes; de hecho, el calor tropical hace que sus guindillas sean verdaderamente explosivas; pero hay una explicación más lógica, y es que el calor ambiente actúa como supresor del apetito, mientras que los picantes estimulan enormemente la salivación y abren el apetito. No solo eso, sino que además nos hacen sudar, y este es el mecanismo principal de refresco que tiene nuestro organismo.

Lo cierto es que con los antecedentes de los picantes uno podría pensar que pueden dañar el sistema digestivo, o que en todo caso perjudicarían a las personas con gastritis o úlcera, pero los datos son sorprendentes, porque la incidencia de problemas estomacales en los países en que se consumen muchos picantes nos indican que hay menos úlceras y gastritis; aunque para el que no está acostumbrado a los picantes, el consumo de ellos puede volver a activar una gastritis, aunque no tanto, como por ejemplo el café o los alimentos ácidos como el limón.

El sabor picante en realidad no se considera un sabor, ya que estos son salado, dulce, ácido y amargo. Lo cierto es que el picante se produce en nuestra boca, y en la piel y mucosas en general porque los picantes estimulan los receptores del calor y del dolor; pero no los receptores específicos del gusto. Hay quien dice, pues, que esto del dolor es una ilusión, pero no se puede negar el efecto irritante de muchos picantes, y especialmente de la guindilla, ya que un picante excesivo o una aplicación sobre la piel no solo la enrojecen, sino que en aplicaciones prolongadas pueden provocar la aparición de ampollas e irritaciones relativamente graves.

Aunque no se conoce mucho sobre los efectos reales de los condimentos picantes sobre el organismo, sí se sabe que estimulan la salivación y la secreción de jugos gástricos y que también son estimulantes de la circulación y elevan la temperatura corporal. Este efecto estimulante también actúa a nivel neurosensorial, porque nos quita el sueño y parece estimular la sensibilidad de los otros sentidos. Por lo tanto, no tomes picantes de noche si padeces de insomnio.

El uso de la pimienta y sus variedades tiene más de 8.000 años de antigüedad en Oriente, mientras que el de las guindillas y pimientos picantes, en América, más de 6.000, y ambas fueron algunas de las primeras plantas cultivadas.

¿Por qué razón incluso los primeros humanos deseaban esta molesta especia? (Al menos molesta para nuestra boca y nuestra lengua.) Posiblemente los efectos medicinales y fisiológicos de los picantes explican esta devoción, ya que pueden reducir la presión arterial y, sin duda, estimulan la salivación.

Es posible que las especias picantes, y muy concretamente las muy picantes, tengan algún papel en la conservación de los alimentos, al poseer un cierto efecto antibiótico que reduce el crecimiento de los microbios que los degradan, y de esta manera prevendrían las diarreas, sobre todo en los países tropicales; sin embargo, estas afirmaciones (que son muy comunes) en general no tienen ninguna base científica que lo demuestre.

Chile

Capsicum annuum
Capsicum minimum
Capsicum frutescens

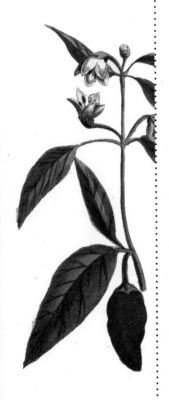

Proviene de la franja que va desde Perú hasta el norte de Centroamérica, donde se encuentra en estado silvestre.

Es a partir de la colonización española que se conoce en Europa, ya que era un alimento muy común entre los indígenas, especialmente en la zona de México y Perú, y las dos grandes civilizaciones precolombinas, aztecas e incas, lo utilizaban mucho.

No existe una diferenciación clara entre lo que es una hortaliza (como el pimiento morrón, por ejemplo), un condimento (como el pimentón) o una especia (como podrían ser los chiles más picantes), porque en realidad todos los chiles son las tres cosas a la vez.

SUSTANCIAS IDENTIFICADAS

Las variedades de chile picantes contienen capsaicina. Contiene pigmentos naturales de tipo carotenoide (capsantina, capsorubina).

✑ Historias sobre el chile ✐

Muchas variedades y diversos nombres

Cada rincón del mundo tiene su propia variedad botánica de chile, que es la especia más vendida y consumida del mundo (hasta veinte veces más que la pimienta negra, la segunda). Y tal es su versatilidad, que se conocen más de 3.000 variedades diferentes: grandes, chicos, medianos, alargados, chatos, amarillos, verdes, rojos; todos con su inconfundible sabor, pero también con personalidad propia.

Sus nombres son también diversos. Chile o ají son denominaciones generales en América Latina; pimiento picante o guindilla en España, donde las variedades son más limitadas que en los países tropicales. También se le conoce como *Capsicum*, que responde a su denominación botánica (*Capsicum annuum* especialmente), que significa «pequeña caja», por la forma típica de los pimientos y guindillas, una cajita de sorpresas que guarda un verdadero tesoro de salud en su interior.

El término español, pimiento o pimentón, en realidad muestra un error que va unido a la confusión geográfica del descubrimiento de América, ya que como todo el mundo sabe, Cristóbal Colón en realidad iba en busca de las Indias, y no de un nuevo continente. Cuando las primeras expediciones se encontraron con esa especia tan picante pensaron que no podía tratarse de otra cosa que de la valiosa pimienta de las Indias.

Al año siguiente del descubrimiento, en 1493, Changa, el médico personal de Colón, ya se refiere al chile por su nombre vernáculo, *ají* (que aún se utiliza en toda América), y el primer relato de su existencia data del enviado papal Peter Martyr, en una carta del mismo año 1493. Pero su comercialización empieza pocos años más tarde, en 1514, siendo citado por Sahagún, La Vaga y Piso, quienes lo sitúan geográficamente entre Brasil y Perú. Sin embargo, esta localización se debe más a la distribución geográfica de la conquista que no del ají, que en la época del descubrimiento ya se había extendido prácticamente por toda Centroamérica y América del Sur.

Es interesante la descripción del sacerdote y médico sevillano del siglo XVI Monardes acerca del ají o guindilla: «Cuando se corta en pequeñas piezas y se pone en el potaje, da mejor gusto a las viandas que la pimienta común. Porque se mete en todas aquellas cosas en las que se usan las especias que vienen de las Molucas, no diferenciándose en nada de ellas».

Los pimientos y sus semillas fueron algunas de las cosas que Colón ya se trajo consigo de su primer viaje a América, y la denominó *pimienta roja*. Por su facilidad de cultivo, en poco tiempo se popularizó como la pimienta de los pobres (pese a que ni su sabor ni su familia botánica tienen nada que ver con la pimienta negra) y pasó a ser parte integrante de los platos nacionales.

Expansión mundial

En los siglos XVI y XVII el cultivo de los pimientos y guindillas se generalizó en Asia y África (muy especialmente a través de las colonizaciones europeas). Y es tal la pasión que despierta que incluso se introdujo en países donde tradicionalmente no se consumía picante, como Europa, China o Japón, desde luego sin la aceptación que tiene en México o en la India, aunque ello ya supone un gran mérito para paladares blandos como los de los países citados.

La especia más picante

Esta especia caliente, o intensamente caliente, que nos puede estimular la lengua o convertirla en un verdadero infierno es, sin duda, la especia más picante que se conoce.

Aunque existen cientos de variedades de chiles, todos ellos originarios de América Latina, las especies tailandesas, indias y de Bangladés ocupan el primer lugar en el ránking de los más «asesinos».

El poder picante se mide por las unidades SHU (Scoville Heating Scale, o escala Scoville de «calefacción»), una escala de picante establecida por Wulbur Scoville en 1912 que solo nos permite comparar el sabor picante de los alimentos que contienen capsaicina, es decir, chiles y guindillas, pero no con los alimentos picantes que no contienen capsaicina, como por ejemplo la pimienta negra, el wasabi o las cebollas.

Esta escala va desde el 0, lo cual ocurre con el pimiento dulce, hasta los quince millones de unidades, que se relaciona con la capsaicina pura.

PODER PICANTE DE DIVERSOS TIPOS DE PIMIENTO (EN UNIDADES SCOVILLE)

Tipo de pimiento	SHU	País productor
Pimiento dulce	0	Todo el mundo
Peperoncino italiano	200-500	Italia
Piquillo	500-1.000	España
Chile verde	500-1.500	México
Chile poblano	1.000-2.000	México
Pimiento de Padrón	500-2.500	España
Jalapeños	2.500-7.000	México
Chile serrano	8.000-23.000	México
Tabasco	30.000-50.000	México
Cayena	30.000-50.000	Caribe
Piri piri	80.000-200.000	Portugal
Salsa harissa	100.000-250.000	Túnez
Rocoto del Perú	100.000-250.000	Perú
Chile habanero o sombrero	200.000-350.000	Cuba
Naga jolokia	850.000-1.000.000	Bangladés
Capsaicina	15.000.000	

Las unidades Scoville nos indican el grado de dilución que ha de tener un chile para que se deje de detectar su sabor picante. Aunque hoy en día no se utiliza por su poca objetividad, el sistema es ingenioso, porque consiste en poner en remojo el chile en agua azucarada, y luego hacer que cinco personas valoren si notan el picante o no.

El agua se va diluyendo cada vez más para las variedades menos picantes.

De la tabla que muestra los valores SHU podemos deducir que el pimiento del piquillo más picante (1.000 SHU) se ha de diluir hasta 1.000 veces para que no pique. Y también nos dice que solo tres gramos del pimiento habanero más picante, fácilmente reconocible porque es redondito y en forma de sombrero, equivalen a un kilo entero de pimientos del piquillo. Casi nada, para llorar de placer; para morir y resucitar.

El secreto de la fórmula más picante

Como el pimiento dulce, el chile es rico en vitamina C, provitamina A, flavonoides y antioxidantes, y también en minerales. Pero en el chile destaca sobre todo la capsaicina, la sustancia responsable del ardor, que no aparece en el pimiento dulce.

Ya hace muchos años que Braconnot y Bucholz (1816) identificaron la capsaicina contenida en el aceite esencial de la planta, principio picante que se transmite fácilmente al agua, aceite, vinagre, éter y alcohol.

Esto, además de su interés puramente farmacéutico, nos resulta especialmente útil en la cocina, donde con frecuencia estamos haciendo disoluciones de sustancias, especialmente en agua, alcohol, aceite o vinagre. En este sentido, la guindilla transmite no solo su principio picante, sino también su aroma, a todos estos disolventes culinarios.

> *El contenido en capsaicina marca el grado de picante de la escala SHU, y la sustancia se concentra en la placenta del fruto. Es decir, en las semillas y en el pedúnculo que las contiene, así como en las fibras blancas que las sostienen, más que en la propia carne de* Capsicum.

La capsaicina es prácticamente indestructible, no se inactiva por el calor, ni tampoco con el paso del tiempo, casos en los que incluso aumenta su potencia.

Mientras que todas las guindillas o chiles se pueden considerar como medicinales, no sucede igual con los pimientos dulces. Aunque en la mayoría de las farmacopeas la única especie reconocida como medicinal es la pimienta de Cayena, descrita más adelante, existen numerosas variedades del *Capsicum annuum* que pueden ser utilizadas de forma equivalente, como *C. frutescens, C. longum, C. cordiforme, C. grossum, C. chlorocadum, C. cerasiforme*, etc. La única diferencia que hay entre ellas a nivel práctico es la intensidad de su sabor picante.

SUSTANCIA P

La capsaicina actúa estimulando los sensores del dolor y el calor; y actúa directamente sobre el sistema nervioso: se ha visto que se produce una liberación de un neurotransmisor, denominado sustancia P, que tiene una estrechísima relación con las vías del dolor.

La sustancia P liberada por los chiles picantes tiene una acción analgésica, de hecho, hoy en día son populares las cremas de capsaicina parra aliviar los procesos dolorosos; una alternativa eficaz, segura, y con un mecanismo de acción absolutamente diferente a la de los analgésicos y antiinflamatorios tradicionales; y aunque inicialmente parece empeorarlo, produciéndose un enrojecimiento de la piel, para luego interferir sobre las vías nerviosas provocando una sensación de anestesia de la zona. Es un remedio magnífico para dolores reumáticos y articulares crónicos, siempre que no se irrite demasiado la piel.

Muchos estudios parecen indicar que el consumo de capsaicina podría ayudar a reducir el dolor crónico, allá donde los otros tratamientos parecen no poder llegar.

∿ Propiedades terapéuticas ∿

Excelente remedio para el dolor

Actúa sobre todo tipo de dolor, desde el ocasionado por la artritis o artrosis, debido a una degeneración o degradación de los huesos y articulaciones. La capsaicina no solo actúa sobre las vías del dolor sino que tiene una acción netamente estimulante de la secreción de líquido sinovial, que produce la sinovia, el lubricante ideal para nuestras articulaciones.

Por vía externa existen aplicaciones farmacéuticas de extractos de guindilla para lumbagos, ciáticas, neuralgias y otros problemas reumatológicos. La única precaución que se ha de tener con el uso de guindillas por vía externa es la integridad de la piel, ya que una aplicación excesivamente prolongada puede provocar lesiones, úlceras y dolor. Un poco de prudencia, no mucha, bastará para evitar cualquier incidente caliente con el chile.

No es lo mismo aplicarse una crema de capsaicina, que tiene dosificada su cantidad, que aplicarnos un chile habanero o un naga jolokia, que nos puede llegar a producir ampollas y vesículas, y un gran dolor... inicial, para luego ser posiblemente un remedio más efectivo incluso que las cremas.

Neuralgias

Por su acción directa sobre el sistema nervioso, es excelente para dolores lacerantes como las neuralgias, como las que se producen en el herpes, a veces tremendamente dolorosas. El dolor neuropático puede provenir de muchas causas y se entiende como aquel que parece afectar el nervio, muchas veces directamente con dolor, pero otras veces con anestesia u hormigueos que pueden ser tan intensos que lleguen a producir un intenso dolor, el cual no está relacionado con un proceso inflamatorio cercano, como sucede en la artrosis, sino con una afectación directa de la conducción nerviosa.

Este tipo de dolores son los que responden mejor al tratamiento con capsaicina: siete de cada diez pacientes redujeron su dolor a la mitad, según algunos estudios; una efectividad sorprendente que se explica por su mecanismo de acción. Las neuralgias diabéticas, debidas al «desgaste» de los nervios, son una de estas indicaciones interesantes.

Las migrañas y sobre todo las neuralgias de la cabeza, son otra de las indicaciones que tienen una respuesta magnífica, aplicando capsaicina (crema de capsaicina) a lo largo de las vías nerviosas que llevan a la zona dolorosa, y dando un ligero masaje sobre las zonas más dolorosas. El simple hecho de comer un chile al día puede reducir o eliminar la neuralgia del trigémino.

Ahora bien, si te aplicas cremas de capsaicina u otras aplicaciones más potentes, o si tan solo has tocado alguno de estos chiles verdaderamente asesinos, ves con cuidado donde metes luego las manos, ya que siguen siendo un irritante importante de las mucosas. Rascarnos los ojos o tocarnos «los bajos» (ambas costumbres más frecuentes de lo que querríamos confesar), puede convertirse en un verdadero suplicio si antes hemos manipulado chiles o cremas con capsaicina.

¿Arde el estómago?

Los chiles son estimulantes puros del sistema digestivo, aunque en dosis elevadas puede tener una acción purgante, y provocar intensos dolores en el estómago y los intestinos.

Es un remedio para problemas digestivos que están ocasionados por una falta de tono, en los cuales el picante de la guindilla ejerce una acción tónica y estimulante de alta o muy alta intensidad.

Uno podría pensar que el consumo de chile va parejo con un aumento de padecimientos estomacales o intestinales, como por ejemplo la gastritis o el colon irritable. Lo cierto es que en general, este tipo de padecimientos se relacionan mucho más con la dieta estándar occidental (con escaso picante) que con las dietas tradicionales de los países tropicales que consumen mucho más picante.

Hemos comentado que el consumo regular de chile, y por ello de capsaicina, tiene un efecto desensibilizador frente al dolor, por acción de la llamada sustancia P. Nunca o casi nunca se ha encontrado una relación entre gastritis y consumo de picantes, incluso aún más, en estudios realizados en la India, la dieta picante ofrecía incluso alguna ventaja sobre la dieta libre de picantes en la recuperación de pacientes que habían padecido úlcera de estómago.

Son incluso más curiosos algunos estudios que se han hecho sobre pacientes con colon irritable, una enfermedad en la cual se une la irritación de la mucosa del intestino con una irritabilidad nerviosa muy específica; en los casos graves de colon irritable el paciente puede padecer graves diarreas, incluso con sangre, y producirse llagas en la mucosa intestinal que agravan aún más el problema, y también sensaciones de dolor intenso en la parte final del colon y del recto. Pues bien, aunque los pacientes con colon irritable son muy sensibles a los alimentos que consideran «fuertes», las experiencias con el uso de chiles nos dicen exactamente lo contrario, que el consumo regular de picantes puede producir una desensibilización de los nervios del sistema digestivo e intestinal, y que su consumo a largo plazo puede ser beneficioso, efecto especialmente intenso en esa sensación dolorosa de tenesmo rectal (incontinencia fecal); podría suponer pues una ayuda al tratamiento de esta engorrosa enfermedad.

> *En general, el consumo de chiles mejora la digestión de manera espectacular, y no produce efectos irritantes de importancia, excepto en caso de hemorroides.*

Quizás la excepción a esta ausencia de problemas digestivos con el consumo de chile la tengamos en su parte final, en el recto. Las hemorroides no responden bien al consumo de chiles picantes, se diría que pica al entrar, y pica al salir. El consumo de chiles picantes va parejo a picor anal en el momento de la defecación; las heces son también picantes y la delicada mucosa rectal lo sabe valorar. Es por ello, que en crisis hemorroidales, recomendamos abstenerse de picantes, especialmente de chiles picantes, porque pueden agravar pasajeramente el problema.

Por otra parte, lo cierto es que no todo son noticias positivas sobre el consumo de chiles y salud gastrointestinal, porque se observó que las personas que padecían gastritis y además se les había detectado la presencia del microbio *Helicobacter pylori* tenían en general un mayor riesgo de padecer un cáncer gastrointestinal; este aumento de incidencia, sin embargo, era más bien discreto.

Bueno para el corazón

El hecho de que la mayoría de países donde se consume chile en abundancia tengan unos niveles de salud cardiovascular mejores no quiere decir ni mucho menos que el único responsable sea el consumo de esta admirable especia.

Hay ciertos datos interesantes, como que la capsaicina actúa como droga anticoagulante y ayuda a prevenir los trombos y las embolias, ya que disuelve la fibrina, causante de la formación inicial de los coágulos sanguíneos.

El efecto cardiosaludable del chile es debido a su intensa acción antioxidante y se recomienda en personas con colesterol. Este efecto va más allá, porque actúa también sobre el ritmo cardíaco, previniendo las arritmias, reduciendo la frecuencia del corazón, reduciendo el riesgo de infarto de miocardio, y el grado de lesión cuando este se ha producido.

Previene el cáncer

La mayoría de cánceres responden bien al consumo de chile y capsaicina. Se ha observado en cánceres de próstata, mama, esófago, estómago, hígado, cerebro y en la leucemia.

Algunos de los cánceres que mejor responden al consumo de capsaicina, y de chiles, son los hormonodependientes, como el de próstata o el de mama. En el caso del cáncer prostático, el efecto de la capsaicina se notó en la reducción del tamaño del tumor y de los niveles de fosfatasa ácida prostática (PSA), el marcador más reconocido en la evolución de este tipo de cánceres. En el caso del cáncer de mama, la capsaicina podía reducir hasta la mitad el crecimiento de las células cancerosas mamarias. Posiblemente este mecanismo sobre la mama sea similar al que ocurre en la próstata masculina.

Es antioxidante

La acción antirradical libre o antioxidante que tienen los chiles se ha relacionado casi exclusivamente con su contenido en capsaicina, su principio picante; a mayor picor, mayor actividad antioxidante. En varios estudios se evaluó esta actividad antioxidante llegando a interesantes conclusiones: Cuando la capsaicina está disuelta en agua (o en el caldo o salsa), su actividad antioxidante es mayor, siendo un antioxidante más activo que la melatonina o la cafeína. Esta acción antioxidante de la capsaicina era debida especialmente a la transferencia de hidrógeno (y recordemos que el agua tiene dos hidrógenos y un oxígeno), más que a la transferencia de electrones simples o de radicales OH.

¿Sobre la piel?

Si aplicamos chile picante sobre la piel la enrojecerá e irritará. Esto ha hecho que se recomiende en procesos reumáticos (¿quién no conoce aquellas friegas para el dolor articular que dejan la piel roja?), e incluso para las afecciones catarrales y resfriados, en los que una rubefacción o enrojecimiento de la piel del tórax puede ser beneficiosa para atraer sangre a la zona torácica. (Los chiles más potentes producen irritaciones y ampollas que se parecen más a una quemadura que a un estímulo.)

Sobre las enfermedades de la piel no hay muchos resultados, pero los que hay lo son en enfermedades de dificilísimo tratamiento, como es el caso de la psoriasis, en la cual no es ninguna tontería probar cómo funcionan las cremas de capsaicina.

La psoriasis es una dolencia incurable (no se conocen curaciones), es de origen desconocido y su tratamiento es poco efectivo, porque si bien existen medicamentos para ello, su efectividad es en muchos casos frustrante. Sin embargo, las cremas con capsaicina han demostrado una capacidad de reducir hasta en un 70 por ciento los síntomas de la psoriasis como extensión de la placa psoriásica, descamación o enrojecimiento.

¿Tratamiento para el alcoholismo?

En los antiguos textos de medicina, se recomendaban las guindillas como tratamiento de la borrachera y del alcoholismo, con la idea de que podía anular el deseo de alcohol. Una recomendación específica en este sentido era el tratamiento del *delirium tremens*, puesto que la administración de grandes dosis de guindilla provoca una gran cantidad de orina y sudores abundantes.

✒ En la cocina ✑

Veamos alguna de las variedades más conocidas de chiles que usamos en la cocina:

- **Cayena:** los pequeños pimientos de cayena (*Capsicum minimum*) son muy picantes. Tienen su origen en Cayenne, la capital de la Guayana Francesa. En general, los más pequeños son más picantes. La cayena se puede encontrar entera (de 1 centímetro de longitud, aproximadamente), o en polvo. Son más picantes que el pimentón picante tradicional.

- **Chile en polvo:** mezcla de especias compuesta de orégano, comino y ajo seco con polvo de ají. Es la mezcla más típica de la cocina mexicana.
- **Paprika:** pimentón en polvo con nombre de origen húngaro. La paprika generalmente no es picante, aunque hay variedades que sí. En Europa central y América del Norte se entiende por paprika a todo tipo de pimentón, aunque la genuina proviene de unas variedades determinadas de pimientos. La paprika se suele hacer con el pimiento seco y entero, incluyendo las semillas.
- **Pimentón:** versión española de la paprika (o quizá sea al revés), aunque en este caso se suelen quitar las semillas, una vez seco el pimiento. España es el principal país productor. Se utilizan en general variedades gruesas y ricas en carne, y por lo tanto en pimentón. En algunos lugares de la meseta castellana y Extremadura, los pimientos se secan con calor de leña, dándole un sabor ahumado realmente delicioso, aunque la mayoría de pimentones no lo son. Es pimiento rojo seco y molido, sea picante o dulce, y se utiliza para colorear y aromatizar los platos. Tiene muchas virtudes, y muchas de ellas se deben a su pigmento, con actividad antioxidante y anticancerosa. Es también rico en vitaminas C y A. Se ha recomendado el consumo de pimentón en casos de inapetencia, náuseas (especialmente las del embarazo), vómitos e incluso como tratamiento complementario del alcoholismo. A diferencia del chile o pimentón picante, el dulce nos muestra el verdadero aroma del pimiento seco, que queda enmascarado en la variedad picante.

UN BUEN CONSERVANTE PARA EL CHORIZO

Aunque tratemos de dar un toque divertido a esta afirmación, la cuestión es muy seria y ha sido estudiada concienzudamente.

El pimentón, más el dulce que el picante, es el que da carácter específico a nuestro embutido más emblemático, el chorizo, que no es otra cosa que una salchicha adobada con pimentón y dejada curar. Cuando se evaluó el efecto del pimentón sobre la carne, se comprobó que los carotenoides del pimentón tienen una gran actividad antioxidante, lo cual reduce el riesgo de peroxidación de las grasas, o sea, que reduce el enranciamiento del alimento. También se comprobó que si, además de pimentón, el chorizo llevaba ajo, mejor que mejor, porque se potenciaba este efecto.

Cuando se comparó la eficacia del pimentón con los antioxidantes artificiales usualmente añadidos al embutido, los nitratos, se comprobó que el pimentón tenía un efecto antioxidante comparable a este aditivo alimentario.

Y según un estudio de la Universidad de Extremadura, que observó las diferencias entre pimentón normal y el ahumado (como el célebre pimentón de la Vera), algún componente incorporado al pimentón durante el proceso de ahumado produce un efecto antioxidante directo, que aumenta las defensas antioxidantes endógenas. O sea, que el pimentón ahumado aún es más antioxidante que el que no lo está.

- **Piri piri:** es una mezcla de ajíes finamente cortados con alguna hierba aromática. Su uso es frecuente en los países de colonización portuguesa, como Brasil (de donde probablemente deriva el vocablo), Portugal mismo, Angola o Mozambique.

- **Tabasco:** salsas que se han popularizado por su sabor picante. Esta debe su nombre al Estado mexicano del mismo nombre, pero no es más popular en este que en otros Estados de México. Se trata de una mezcla de ají, vinagre, sal y un poco de agua; ocasionalmente aromatizada con alguna otra especia, como el coriandro o el comino. En general, se recomienda añadirlas una vez preparado el alimento, puesto que conserva mejor el aroma y su potencia.
- **Ñora:** la ñora es un tipo de pimiento seco, redondito, de unos 3-4 centímetros de diámetro. Se trata de un pimiento dulce, que previamente lo remojaremos en agua unas horas para luego, con un cuchillo, ir raspando la carne o pimentón que se añadirá al alimento. Este tipo de pimiento se recomienda especialmente en los platos con pescado o verduras.

Tanto el pimentón dulce como el picante se pueden añadir a todo tipo de salsas, guisados y estofados, especialmente los de carne, legumbres o verduras. El pimentón dulce es mucho más fácil de utilizar porque permite una adición de mucha mayor cantidad. Una o dos cucharaditas de pimentón dulce aromatizan cualquier plato donde el pimiento directamente pueda producir un sabor excesivamente fuerte, y donde el pimentón picante sería excesivo para el estómago.

Cualquier verdura hervida al vapor o asada al horno gana enormemente si espolvoreamos al final un poco de pimentón por encima.

Los pimientos dulces secos son un aderezo especialmente interesante para los platos de pescado, dejándolos remojar durante unas horas, y raspando con el cuchillo para que suelten toda su carne. Es un condimento indispensable para los platos españoles a base de bacalao.

Las guindillas de todo tipo, desde las más pequeñas de cayena, sin duda las más «peleonas», hasta las guindillas alargadas más propias de nuestras latitudes, combinan excelentemente (siempre y cuando las pongamos en pequeña cantidad), con gran cantidad de platos y aderezos, especialmente aquellos de más difícil digestión.

Las guindillas en vinagre sirven de aderezo para ensaladas, acompañamiento de paellas y platos de arroz, y para la elaboración de salsas. Pon en un frasco de vidrio un buen aceite de oliva con unas cuantas guindillas secas, y déjalo macerar durante algunas semanas, y verás como el aceite adopta un interesante regusto picante muy agradable, por ejemplo, para añadir a los platos de pasta y pizzas.

ACEITE DE CHILE

Podemos elaborar un aceite, como lo hacen los italianos para añadir a las pizzas, poniendo a macerar semillas de chiles o guindillas en aceite. Se puede hacer con semillas, con chiles o guindillas de cualquier tipo, y si se desea se añadirá alguna hoja seca, como por ejemplo laurel. Si lo elaboramos con mucha materia prima y poco aceite, concentraremos mucho más la capsaicina.

Este aceite permanece picante a pesar de que se vaya cambiando de vez en cuando el aceite, y se puede dejar macerar durante meses.

El chile también puede encontrarse como uno de los ingredientes de las recetas que aparecen en las páginas 315, 316, 318, 319, 320, 321, 326, 332, 333, 335 y 336.

Pimienta

Piper nigrum

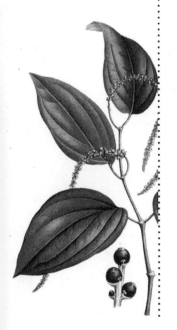

La pimienta es la baya seca e inmadura de la planta *Piper nigrum*, una liana trepadora de la familia de las Piperáceas. El término *Piper* deriva de su denominación en sánscrito *pipali* o *pippali*, que se tradujo en lengua griega como *péperis* y luego en latín a *Piper*. El término de *pippalis* deriva de la raíz «negro» en lengua krishna.

La pimienta negra crece en el sur de la India y se sabe de su cultivo hace más de dos mil años. Los mercaderes árabes fueron durante siglos los transportistas de esta y otras especias entre Oriente y Occidente, estableciendo un monopolio que persistió más de mil años.

Sustancias identificadas

Aceite esencial (3 por ciento): rico en terpenos como levofelandreno, pineno, limoneno, sabineno, mirceno, delta-3-careno; borneol, carvacrol, carvona, cineol, linalool; beta-cariofileno, humuleno, beta-bisabolona, cariofileno. Feniléteres: eugenol, miristicina, safrol. Alcaloides como piperina o piperidina.

❧ *Propiedades terapéuticas* ❧

Mejora el estreñimiento

De hecho, el efecto de la pimienta es estimulante general del sistema digestivo, ya que incrementa la saliva, los jugos gástricos e intestinales y facilita el movimiento intestinal. En varios estudios este efecto se ha observado consumiendo tan solo 1,5 gramos diarios de pimienta.

La mejoría del tránsito intestinal va ligado a una reducción del cáncer de colon, muy relacionado con el estreñimiento, lo cual se ha corroborado en cultivos de células cancerosas.

La primera de las secreciones que estimula es la saliva; esto tiene un efecto positivo sobre el apetito, además de facilitar el paso a través del esófago, lo cual puede tener interés en los dos extremos de la vida, la infancia y la vejez.

Los gargarismos de su decocción se usan para tratar parálisis de la lengua y de la úvula.

Antioxidante y anticanceroso

Los extractos de pimienta negra han demostrado tener una potente acción antioxidante y antirradical libre. Se han identificado en ella algunas de las sustancias antioxidantes como el butilato de hidroxianisol, el de hidroxitolueno y el alfa-tocoferol.

Este efecto antioxidante es especialmente interesante cuando actúa sobre las grasas de la sangre, ya que reduce la peroxidación lipídica, que es una de las causas fundamentales de la formación de placas grasas en nuestras arterias. La suplementación con pimienta negra o bien de su principio activo más importante, la piperina, puede reducir el estrés oxidativo en animales de experimentación sometidos a dietas ricas en grasa.

Tanto el extracto acuoso como seco de la pimienta negra ofrece una actividad antioxidante potente, inhibiendo hasta el 95 por ciento de la peroxidación de las grasas.

Si tomas medicamentos, también toma pimienta

Así como muchos alimentos que tomamos pueden interferir en la absorción de medicamentos, en el caso de la pimienta parece ser lo contrario, al menos eso es lo que se ha investigado acerca de la biodisponibilidad de ciertos medicamentos en relación con el consumo de pimienta.

> *La lista de medicamentos que ven mejorada su absorción con el consumo de pimienta es larga, e incluye antibióticos, medicamentos para la presión (bisoprolol, enalapril), o fármacos para el tratamiento de la epilepsia, la tuberculosis o el sida. Esto es debido a una acción específica sobre el mecanismo enzimático del hígado.*

También es antiséptica

La medicina ayurvédica recomienda las bayas de pimienta como un notable antibiótico. Cuando se comprobó este efecto en el laboratorio se observó que sí tenía una acción antibiótica interesante sobre microbios como *Bacillus subtilis*, *Bacillus sphaericus*, *Staphylococcus aureus*, *Klebsiella sp.*, y otros microbios grampositivos y gramnegativos.

El efecto antibiótico se atribuyó a sustancias como la pellitorina, traquiona, pergumidieno e isopiperoleina.

Para los dolores articulares

La pimienta es un excelente rubefaciente por vía externa, o sea, que enrojece la piel al producir una moderada irritación y hacer que la sangre afluya más a la zona donde está la pimienta. Este es el posible mecanismo que se produce a nivel gastrointestinal; pero si lo aplicamos, por ejemplo, en la rodilla, conseguiremos un efecto analgésico que nos puede ayudar en los dolores reumáticos. Si lo aplicamos sobre el pecho, el efecto rubefaciente podrá mejorarnos un resfriado o una bronquitis.

A pesar de producir un enrojecimiento, investigadores coreanos insisten en que el efecto global de la piperina de la pimienta negra es antiinflamatorio.

CATAPLASMA DE PIMIENTA

Pensada para aliviar las articulaciones doloridas, tiene un efecto rubefaciente (enrojece la piel), pero una aplicación excesiva en el tiempo puede irritar la piel.

- 2 cucharaditas de pimienta negra
- $1/4$ de litro de agua

Pon la pimienta negra en el agua, y la llevas a ebullición un minuto. Empapa una cataplasma de este líquido, que se pondrá, una vez enfriado, sobre la articulación dolorida.

SOLO HAY UNA PIMIENTA

La pimienta genuina puede tener diversas presentaciones, según su proceso de elaboración y el grado de maduración del fruto. En realidad, solo hay una pimienta verdadera, que se nos presenta en cuatro formas diferentes:

- **Pimienta negra:** el sabor de la pimienta negra es picante fuerte, aroma intenso, se trata del fruto seco y maduro, sin modificaciones. Una vez seco, sufre un proceso de fermentación que ennegrece la corteza.
- **Pimienta blanca:** sabor picante muy fuerte, y con un aroma suave; en todo caso, es un aroma más suave que el de la pimienta negra. Es la pimienta decorticada (sin su corteza), por lo que pierde más rápidamente su aroma.
- **Pimienta verde:** sabor picante ligero, aroma intenso, fresco. Se trata de las bayas aún verdes de la pimienta, y la podemos encontrar fresca (en lata o envasada en agua) o seca. Los granos de pimienta se hierven una vez recogidos para evitar su ennegrecimiento. No es tan picante como la pimienta negra, y tiene un aroma mucho más intenso.
- **Pimienta roja:** son los frutos maduros, que hoy en día se secan y liofilizan. Es muy difícil de encontrar en el mercado.

❧ En la cocina ❧

La pimienta se puede añadir a todo tipo de plato salado, y en algunos incluso de repostería. Forma parte además de muchas mezclas clásicas de especias de la India como el curry, el masala, o mezclas árabes como el Raz el Hánout. La cocina árabe está impregnada de su sabor picante, mezclada con otras especias más aromáticas y usualmente menos picantes. En Europa forma parte de las *quatre épices* francesas, y de la salsa bearnesa.

AUNQUE HAY MUCHAS PIMIENTAS

Muchas plantas deben su nombre a la pimienta, en el afán de sustituir a la original. Algunas las exponemos en la lista siguiente:

- **Pimienta larga** (*Piper longum*): de la India, parecida a la pimienta.
- **Cubeba** (*Piper cubeba*). Originaria de Java, no es la pimienta genuina aunque sí es del género *Piper*.
- **Semillas de sauzgatillo** (*Vitex agnus-castus*): arbusto mediterráneo, se le llama pimienta de monje, aunque en realidad no es una especia.
- **Granos del paraíso** (*Amomum meleguetta*): pimienta de África, más aromática que picante.
- **Pimienta rosa** (*Schinus molle*). árbol del Perú, aromática y picante.
- **Pimienta de Sichuan** (*Zanthoxylum piperitum*): se utiliza la corteza de las bayas, que es aromática y anestésica.
- **Bayas de mirto** (*Myrtus communis*): arbusto mediterráneo, con bayas amargas.
- **Pimienta de Jamaica** (*Pimenta dioica*): árbol del Caribe que produce una baya llamada también *todaespecia*.
- **Pimiento** (*Capsicum annuum*): se le llamó así por picar como la pimienta; el equívoco se atribuye al mismo Cristóbal Colón.

Una de sus características es que puede cocerse bastante tiempo sin que pierda su sabor ni su aroma.

En general preferiremos la blanca para las salsas más suaves, y la negra y verde en platos especiados o alimentos fuertes. Es decir, la blanca para el pescado, y la negra para la carne.

Se preferirá la especia entera, y no la molida, ya que las condiciones de conservación deterioran la calidad del aroma, y por ello lo mejor es tener un molinillo de pimienta, con el que podemos realizar mezclas sorprendentes.

Un poco de pimienta negra recientemente triturada nos sirve para aderezar carnes, pescados o verduras que hagamos al grill. También podemos poner unos granitos de pimienta enteros en macedonias de frutas, dejándolos macerar durante una o dos horas, para que reparta su fragancia.

Si hacemos unas patatas al horno, o unos tomates asados, y añadimos un poco de pimienta molida, realzaremos su sabor de forma sorprendente, porque la pimienta sirve tanto para la realización de aderezos complicados como para realzar con su sola presencia un sabor simple.

SALSA DE PIMIENTA NEGRA

- 40 centilitros de nata de cocina
- 1 cucharadita de pimienta negra molida
- 1 cucharadita de mantequilla
- 1 cucharadita de Maizena

Deshaz la mantequilla en la sartén, añade la pimienta (mejor recién molida), la crema de leche, y cuando hierva, la Maizena, se cuece a fuego muy lento durante 3 o 4 minutos.

La pimienta negra también puede encontrarse como uno de los ingredientes de las recetas que aparecen en las páginas 58, 61, 88, 96, 100, 166, 315, 316, 318, 319, 321, 328, 333, 334, 335, 336 y 337.

Pimienta de Jamaica

Pimenta dioica

La pimienta de Jamaica o todaespecia (*allspice*) la produce un árbol de hoja perenne de América tropical (*Pimenta dioica* y *Pimenta officinalis*), y es el fruto inmaduro, y luego seco, de este árbol.

Su hábitat va de México a Venezuela, incluyendo todo el Caribe; la variedad mexicana es más grande, y de inferior calidad aromática. Se utiliza para aromatizar encurtidos, vinagretas, salchichas, pasteles y tartas, y se obtiene moliendo las semillas secas.

El sabor recuerda los aromas de tres grandes especias: la canela, el clavo y la nuez moscada, de ahí su nombre de *todaespecia*. Los granos se parecen a los de la pimienta negra, y se dice que cuando Colón los enseñó a los indios, estos le enseñaron su propia especia. De ahí el nombre de *pimienta*, significando «especia», y no el común pimiento.

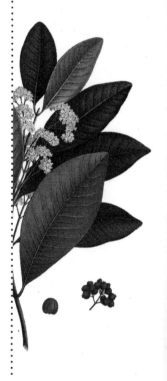

SUSTANCIAS IDENTIFICADAS

Aceite esencial: Rico en eugenol hasta un 85 por ciento del total, alfa-felandreno, cineol, linalol, tepineol, y geraniol. Aceites fijos, resinas.

LA PIMIENTA DE LAS AMÉRICAS

La pimienta de Jamaica, utilizada en los rituales de embalsamamiento de los antiguos mayas, no fue descubierta para Occidente
hasta que llegaron los españoles a América, y fue el mismo Cristóbal Colón quien dio las primeras informaciones acerca de este
aromático árbol, ya que uno de los objetivos más interesantes del
viaje era descubrir una nueva ruta de las especias.

Cristóbal Colón, al llegar a las islas del Caribe, observó estos
árboles cargados de bayas de varios colores y con una fragancia
exquisita. Posiblemente se debe a él que se denominara desde entonces como pimienta, cuando, en realidad, no tiene nada que ver
con la pimienta genuina ni en el sabor (excepto que es picante) ni
en la clasificación botánica, aunque sí en el tamaño de la fruta. De
hecho, esta denominación es común a muchos idiomas, ya que los
franceses le llaman *poivre aromatique*, los suecos *krydpeppar* (pimienta de condimento), o los rusos *Yamaijsky pjerets* (pimienta de
Jamaica).

❧ Propiedades terapéuticas ❧

Se ha realizado una investigación sistemática de los componentes de las bayas inmaduras de la pimienta de Jamaica. Se han
encontrado glucósidos y polifenoles que se supone que tienen
una acción antibacteriana, hipotensora, analgésica y antineu-
rálgica.

Además contiene dos sustancias, el eugenol y el ácido gáli-
co, que tienen acción antitumoral, especialmente activa en el
cáncer de mama y de próstata.

Se dice que los piratas conservaban la carne con esta especia, seguramente para esconder el olor fétido, y llamaban a la carne así adobada *buccon*, de donde derivó el nombre de *bucanero*.

Se usa como el clavo. Es costumbre en el Caribe consumirla en el pan, chutneys, verduras, salsas y por supuesto en los postres.

Es un componente esencial de la repostería escandinava, y además se añade en muchos productos de charcutería como aderezo. También es componente importante de licores como Benedictine y Chartreuse. Sirve además para aromatizar vinos, vinagres y tés, y también en la preparación del chocolate deshecho.

HELADO DE MASCARPONE

- 250 gramos de queso mascarpone
- 50 g de nata líquida
- 1 cucharadita de pimienta de Jamaica molida
- 4 tazas de azúcar candeal, o de miel
- 1 cucharadita de extracto de vainilla
- Corteza de naranja rallada
- Pasas, mejor maceradas con ron
- 1 cucharadita de ron

Se mezclan bien todos los ingredientes, se pone en copas pequeñas y se congela. Se sirve a punto de helado.

La pimienta de Jamaica también puede encontrarse como uno de los ingredientes de las recetas que aparecen en las páginas 315, 318 y 326.

Pimienta de Sichuan

Zanthoxylum piperitum
Zanthoxylum schinifolium

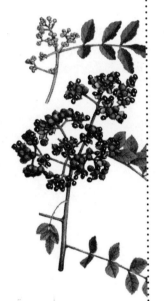

Sichuan es una de las grandes provincias de China, y la especia se utiliza también en la zona del Himalaya.

Lo más frecuente es que encontremos la pimienta de Sichuan como el pericarpio del fruto, es decir, la cáscara desprovista de la semilla. Son los que condensan mejor su agradable sabor.

El nombre *Zanthoxylum* deriva del griego *xanthon xylon*, que significa «sangre rubia» y se refiere al color de la savia del árbol. Los chinos la llaman *pimienta aromática* y *pimienta de color verde negruzco*; y los japoneses la llaman *shanshó*.

Existen otras especies del género *Zanthoxylum*, no solo en Asia, sino también en Sudamérica o en África, que aunque mucho menos conocidas, son utilizadas localmente como especias.

SUSTANCIAS IDENTIFICADAS

Aceite esencial, polifenoles.

∽ *Propiedades terapéuticas* ∾

Anestesia la lengua

Más que picante es aromática (con toques que recuerdan al limón y al anís) y tiene una moderada propiedad anestésica de la boca, propiedad debida a la presencia de hidroxi-alfa-sanshool. Es una sensación bien curiosa que podría recordar a la que nos dejan las bebidas carbónicas o una discreta corriente eléctrica, como cuando chupamos una pila. Parece ser que el sanshool estimula los receptores linguales del tacto y del dolor, por lo que en realidad no es una anestesia de los receptores sino justamente lo contrario.

Su sabor aromático es debido a la presencia de terpenos como el citronelal o el beta-myrceno. Su acción picante, mucho más discreta que la de la pimienta genuina, tiene su razón en ciertas alkamidas presentes en la cáscara.

Al igual que la pimienta, la de Sichuan estimula la secreción de jugos digestivos, y en cantidades suficientes es una buena fuente de vitamina A, caroteno, piridoxina y tiamina.

Un secreto de longevidad

Los estudios científicos demuestran que la pimienta de Sichuan tiene un notable efecto antioxidante, comprobado especialmente sobre células neuronales, y que esta acción se relaciona con su contenido en fenoles como la quercitrina, afzelina e hiperósido. De ello se establece la hipótesis de que su uso puede ser útil en el tratamiento de enfermedades neurodegenerativas. Por otra parte, el estudio de poblaciones longevas de Corea, más concretamente de la zona de Kugoksundam (donde hay población especialmente vieja), nos indica que en su dieta incluyen alimentos tradicionales, entre los que se incluyen una gran variedad de plantas salvajes y cultivadas, y que muchas de ellas se conservaban deshidratadas, como la pimienta de Sichuan, las semillas de bambú o el arrurruz. Los autores indican que estas y otras plantas aportan una variedad de sustancias antioxidantes, antiinflamatorias y anticancerosas.

Otros usos

La pimienta de Sichuan ha demostrado ser un buen repelente para mosquitos, valorado sobre diversas especies de los géneros *Aedes*, *Anopheles*, *Armigeres*, *Culex* y *Mansonia*; y aunque hoy en día no tenemos noticia de que se hayan comercializado, podría ser la base de un buen repelente natural.

Tiene una acción inhibidora de la acetilcolinesterasa, y podría tener efecto positivo en el alzhéimer.

Se ha considerado popularmente que muchas especias, sobre todo las más picantes (usadas en países tropicales), al eliminarse por el sudor podrían actuar de protector contra las picaduras de mosquitos y tendrían un efecto protector de epidemias.

∾ En la cocina ∾

La especia se utiliza mayoritariamente en platos salados, aunque en China se añade también a platos de repostería como pasteles y galletas.

Generalmente añadiremos la pimienta de Sichuan tal cual la compramos, pero en sus países de origen muchas veces la tuestan ligeramente antes de añadirla a los platos, siempre en el último momento y después de cocinado el plato.

Otra forma de utilizar la Pimienta de Sichuan es freir los pericarpios en aceite y utilizar este aceite para guisar y condimentar.

FIDEOS CHINOS CON GAMBAS

- 200 gramos de gambas peladas
- 250 gramos de fideos chinos al huevo (o espaguetis)
- 4 cucharadas de aceite
- 3 dientes de ajo picados
- 1/4 de una col, finamente cortada
- 2 cucharaditas de pimienta de Sichuan
- 1 cucharadita de azúcar
- 1 cucharada de aceite de sésamo
- 1 cucharada de salsa de soja
- 1 cucharada de zumo de naranja
- 1 cebolla, a láminas

Cuece los fideos chinos en agua, según las instrucciones. Pon la pimienta de Sichuan en una sartén y tuéstala moderadamente antes de su uso. Luego pon en un wok o una sartén el aceite, el ajo, la mitad de la pimienta de Sichuan tostada, la col y el azúcar, a fuego intenso. Lo salteamos unos cinco minutos y se aderezón con sal y pimienta. Se mezcla todo con los fideos.

En otra sartén pondremos una cucharada de aceite vegetal y el aceite de sésamo, fríelo medio minuto hasta que desprenda el aroma; añade luego las gambas y la otra mitad de la pimienta de Sichuan, y al cabo de un minuto añades el zumo de naranja y la salsa de soja. Posteriormente añades la cebolla y sigues la cocción uno o dos minutos más. Este aderezo se sirve por encima de los fideos.

¡Que aproveche!

Pimienta rosa

Schinus molle
Schinus therebenthifolius Raddi

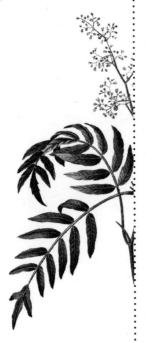

Schinus molle es originaria de los valles costeros de Perú, donde es muy popular y con sus frutos se preparan diversas bebidas y dulces populares, aunque existe una especie brasileña (*Schinus therebenthifolius Raddi*), también considerada pimienta rosa. Como otras pimientas, no tiene nada que ver botánicamente con la pimienta negra. Su sabor es más bien aromático, picante y algo amargo, con un aroma peculiar que recuerda al del enebro, modulado por el sabor dulce del pericarpio, que disminuye con la desecación.

El árbol forma racimos, que cuando fructifican dan lugar a la pimienta rosa, inicialmente de color verde, y luego rosa.

SUSTANCIAS IDENTIFICADAS

Terpenos: limoneno, mirceno, felandreno, cardinol, canfeno, carvacrol, geraniol, paracimeno, pineno, terpineol, alfa-amirina, cubeneno, eudesmol. Lípidos: ácidos linoleico, oleico y palmítico. Flavonoides: quercitina, rutina, cianidinas. Enzimas: lactasa y peroxidasa. Alcaloide: piperina (presente también en la pimienta común).

REMEDIO PARA TODO

En ocasión de la gran expedición botánica de José Pavón e Hipólito Ruiz, en el siglo XVIII, se hizo una extensiva relación de esta planta, y se la denominó *arbor vitae*, «árbol de la vida», nombre con el que consta en muchos tratados farmacéuticos de la época.

Los indígenas peruanos consideraban a este árbol como un remedio para todo. No solo eso, sino que se utilizaban sus hojas para las prácticas adivinatorias. Tienen una gran cantidad de vesículas con una materia resinosa (de ahí el nombre de *therebentifolius* de la variedad brasileña, «hojas con olor a trementina») y cuando se ponen en agua caliente, las vesículas resinosas estallan y se producen unas sacudidas que los oráculos interpretan en un sentido u otro.

La pimienta rosa no es nada exótica en España, porque, a pesar de su origen, es un árbol que crece bien en la mayoría de las zonas templadas y subtropicales y se utiliza bastante como especie de jardinería, aunque ciertos países como Estados Unidos han prohibido esta planta al ser tremendamente invasiva.

Recibe diversos nombres, y el de pimienta rosa es quizás el menos conocido en los países de origen de la planta, donde le denominan molle, gualeguay, anacahuita o pirul.

⤜ Propiedades terapéuticas ⤙

Eficaz contra el cáncer

Los efectos del molle y de su aceite esencial sobre el cáncer son numerosos, y en uno de ellos se evaluó la actividad antioxidante del aceite esencial extraído de las dos especies de pimienta rosa, hallando que si bien ambos eran potentes antioxidantes, el más efectivo era el de la especie *Schinus therebenthifolius*, que era el que exhibía una mayor mortalidad sobre células cancerosas.

En Brasil, la variedad autóctona se utiliza tradicionalmente como antitumoral, y un grupo de investigadores de ese país valoró la capacidad de reducir las mutaciones de *Schinus therebenthifolius*. El porcentaje de lesión celular fue menor en los ratones a los que se les había administrado pimienta rosa, lo cual abre un camino experimental en el estudio de esta planta en el tratamiento del cáncer. El hecho no es sorprendente, dicen los investigadores, ya que hasta el 60 por ciento de los medicamentos usados en el cáncer tienen un origen vegetal. En este mismo sentido, un grupo chino evaluó la actividad del componente principal del molle, el alfafelandreno, sobre células leucémicas, observándose que esta sustancia inducía la muerte celular.

Antibiótico y antiparasitario

La mayoría de estudios científicos realizados sobre especies de pimienta rosa han evaluado sus aceites esenciales, que están presentes en la semilla, que es la especia. No existen muchos artículos, pero en general indican una acción bactericida interesante sobre especies bastante patógenas como *Klebsiella pneumoniae*, *Alcaligenes faecalis*, *Pseudomonas aeruginosa*, *Enterobacter aerogenes*, *Proteus vulgaris*, *Clostridium sporogenes*, *Escherichia coli*, *Beneckea natriegens*, *Serratia marcescens*, *Bacillus subtilis* y *Brochothrix thermosphacata*; y también sobre hongos como los del género *Aspergillus*.

El molle y sus aceites esenciales también son eficaces en el tratamiento de las parasitosis por protozoos, como es el caso de *Leishmania*. Esto tiene especial interés porque en los países que más se consume la pimienta rosa las parasitosis están a la orden del día.

❧ En la cocina ❧

En Perú se hace una «chicha» (cerveza o vino de maíz) perfumada con pimienta rosa. Como en estado fresco las bayas son más dulces, el sabor que imparte a esta chicha no es muy picante, sino más bien dulce. Consiste en macerar las bayas maduras en agua tibia, prensarlas para que liberen su jugo, que se deja fermentar (con o sin maíz, dependiendo de la receta). Si este líquido dulzón se hierve, se concentra y se puede hacer un jarabe, e incluso una gelatina, que es bastante popular en Perú y que se utiliza como postre.

VINAGRETA DE PIMIENTA ROSA

Cuando el vino de molle sufre una fermentación acética, se produce el vinagre de molle, un refinamiento al alcance de pocos. Pero con vinagre de vino tinto se puede hacer también una vinagreta exquisita:

- 50 centímetros cúbicos de aceite de oliva
- 30 centímetros cúbicos de vinagre de vino tinto
- 1 cucharadita de miel
- 1 cucharadita de mostaza
- 1 escalonia rallada
- 1 cucharada de pimienta rosa

Pasa los ingredientes por la batidora, añadiendo casi al final la pimienta para que no quede molida, sino finamente picada. Se sirve sobre verduras a la brasa, como pimiento, cebolla, calabacín, champiñones o espárragos.

10
Pigmentos

. . . .

Los colores de los alimentos y de las especias tienen propiedades maravillosas; y en general tienen una intensa acción antioxidante, lo cual nos indica una potencial acción preventiva del envejecimiento y del desarrollo de enfermedades degenerativas. Las plantas, que están todo el día tendidas al sol, tienen como mecanismo de protección el cargarse de color para protegerse de la parte nociva de su radiación. Esta acción protectora parece extenderse a nosotros cuando consumimos colores.

El color presente en las especias es el amarillo, por lo que nos servirán como excelente colorante alimentario para arroces, pasta, verduras....; pero el amarillo responde a su alto contenido en flavonoides (*Flavus*, en griego, significa «amarillo»), una serie de nutracéuticos descubiertos no solo en las especias, sino también en numerosos alimentos de color. Las especias, como la cúrcuma o el achiote, nos proveen de estos flavonoides en una cantidad realmente sorprendente, tanto para nuestra vista como para nuestra salud.

Achiote

Bixa orellana

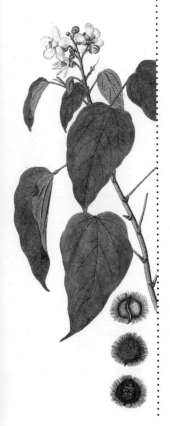

Este colorante natural se extrae de las semillas de una planta Sudamericana, la *Bixa orellana* o *Annato*, una planta de la familia de las Bixáceas que crece tanto salvaje como cultivada en numerosos países del área caribeña y andina, hasta Brasil y Argentina.

Aunque en España se conoce como achiote, en los lugares de origen recibe diversos nombres como orellana, bija, onoto o urucú.

Existen numerosas especies que lo producen (*Bixa excelsa, B. arborea, B. acuminata, B. odorata...*), aunque la genuina es *Bixa orellana*, dedicada al explorador español que descubrió el río Amazonas.

Tiene dos principios colorantes, la bixina, de color rojo brillante, y la orellina, de color amarillo. Su sabor es muy discreto, casi imperceptible, y su color muy intenso. Se usa como colorante alimentario y cosmético.

Sustancias identificadas

Carotenoides, como bixina, norbixina o ishwarane; orellanina, ácido tomentósico, beta-caroteno, vitamina A, criptoxantina, metilbixina, zeaxantina.

TATUAJES RITUALES

El tatuaje con esta planta es bastante común entre muchas tribus de indios. En el Mato Grosso del Brasil, recogen las semillas los meses de mayo o junio y las almacenan en unas vasijas de barro. Con el polvo de estas semillas finamente molido y hervido con agua, se extrae luego el tinte en forma de pasta espesa. Estas bolas de achiote, envueltas en hojas de plátano, se guardan todo el año y sirven para realizar los distintos tatuajes rituales.

✎ Propiedades terapéuticas ✎

Uso en la industria

El achiote ha despertado la curiosidad de la ciencia por su pigmento, la bixina, una mezcla de pigmentos carotenoides amarillo rojizos de estructura similar, con alto poder antioxidante y utilizado como protector de la piel y colorante alimentario.

Además de como especia medicinal, se utiliza en procesos de la industria, no solo alimentaria. Se extiende a la industria textil (especialmente para la seda, a la que le da un intenso color amarillo), a los barnices, cerámicas, artículos de artesanía, etcétera.

El creciente problema de toxicidad que tienen los colorantes de síntesis hace que la industria alimentaria investigue la utilización de pigmentos de origen natural que no han demostrado ningún efecto nocivo a través de los siglos de utilización popular. El achiote entra en esta categoría, con nuevos usos y grandes posibilidades de desarrollo comercial.

A nivel de su producción, las semillas de achiote son de fácil cultivo, porque el árbol crece bien en cualquier clima tropical y son endémicos en las regiones de origen.

Efecto protector de la retina

Una de las características del achiote es su intenso color anaranjado, rojizo o amarillo cuando se diluye. Este pigmento, como otros pigmentos de tipo flavonoide, parece ser beneficioso para evitar la degradación de la retina. La bixina del achiote seguramente es responsable de gran parte de este efecto protector.

El consumo de achiote se ha demostrado eficaz en prevenir la *Leishmaniasis* en animales de experimentación. Esta enfermedad parasitaria es bastante habitual en los países donde se cultiva esta planta.

Acción antioxidante y anticancerosa

Los pigmentos se relacionan con una acción antioxidante y anticancerosa, y en un estudio se evaluó la eficacia de la bixina en la prevención del cáncer de hígado y de colon provocado en animales de experimentación. La administración de bixina redujo las alteraciones del ADN de las células hepáticas, y más cuanto mayor fue la dosis de bixina administrada; no hubo en cambio ninguna diferencia en las células del colon. Del estudio parece deducirse que el uso de achiote no tiene ningún efecto positivo sobre las células del colon, pero sí sobre las células hepáticas.

El consumo de achiote de forma regular también se ha relacionado con una reducción del colesterol, y especialmente de los triglicéridos.

✎ En la cocina ✎

La forma más simple de utilizar el achiote es simplemente freír unas semillas en aceite, y cuando este haya adquirido color, sacar las semillas y utilizar el aceite para realizar el plato deseado.

Es considerado un aditivo autorizado como colorante, y tradicionalmente se ha dado como suplemento a las gallinas, quienes ponen unos huevos con yema más amarilla. Sin embargo, su uso excesivo provoca que, por concentración del pigmento y por su poca solubilidad en grasas, aparezcan vetas rojas en la yema de huevo. También se usa para dar color a muchos quesos.

ACEITE DE ACHIOTE

- 100 gramos de semillas de achiote
- 400 centímetros cúbicos de aceite

Se pone la tercera parte del aceite a calentar en una sartén, a fuego medio o bajo, y se sofríen las semillas de achiote, durante tres a cinco minutos, procurando especialmente que las semillas no se quemen. (Es importante que las semillas no se quemen, puesto que se desnaturaliza el tinte y adquiere un color menos intenso y diferente.) Seguidamente se separan las semillas, se guarda el aceite, y se pone otra tercera parte del aceite, y se repite el proceso, y así una tercera vez, a fin de extraer todo el pigmento posible de las semillas.

Este aceite se guarda y se utiliza para colorear los alimentos.

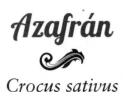

Azafrán

Crocus sativus

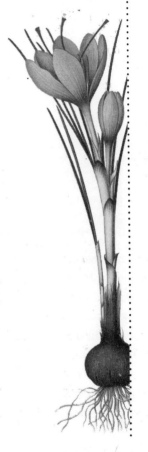

Las hebras del azafrán no son otra cosa que los pistilos de las flores de *Crocus sativus*, de la familia de las Iridáceas. El término *Crocus*, que significa en griego «hilo», lo encontramos por primera vez en Herodoto, pero el nombre de *azafrán* viene del árabe *sahafaran*, el cual deriva de *assfar*, amarillo.

El azafrán fue uno de los productos con los que comerciaban los fenicios, quienes llegaron a tener el monopolio. Se empieza a conocer en el siglo X en Occidente, con las invasiones de los árabes. Siglos más tarde, los cruzados introducen esta planta por toda Europa.

La principal zona productora del mundo es el centro y este de España; Murcia, Alicante o Valencia producen las mejores especies de azafrán.

El sabor del azafrán puro es especiado, algo picante y de olor muy penetrante.

SUSTANCIAS IDENTIFICADAS

Aceite esencial: safranal, cineol, pineno. Glucósidos: picrocrocina, pirocrocósido. Pigmentos: crocósido, crocinas, licopina, zeaxantina, caroteno, licopeno.

LA ESPECIA MÁS CARA

El azafrán se reproduce por sus bulbos. Generalmente tardan dos años en florecer, y después de la floración (una vez al año) cada bulbo ha formado unos cuantos dientes más, que se resiembran.

La cosecha del azafrán es todo un trabajo, y se deben recoger hasta cien kilos de flores para producir un kilo de sus estigmas, que tienen un peso muy ligero, lo cual hace que sea una de las especias más caras que existen en el mercado (se calcula que para recoger 1 kilo se necesitan recolectar más de 100.000 flores).

El mejor azafrán es el reciente, ligeramente húmedo, no seco del todo, ni reducido a polvo. De olor fuerte, intenso y áspero, pero que al quemarlo no nos produce ningún olor desagradable. Cuando se toca con los dedos tiene un tacto jabonoso, y los colorea de anaranjado intenso.

Debido a la enorme volatilidad de los principios activos, debe conservarse adecuadamente, secándolo primero en una bolsa de papel, pero almacenándolo luego en recipientes herméticos metálicos o, mejor aún, de vidrio.

✒ Propiedades terapéuticas ✒

El azafrán se utilizó durante siglos y siglos como una gran planta medicinal. Su uso en la actualidad parece quedar muy restringido al ámbito culinario.

En dosis elevadas, el azafrán colorea de amarillo el sudor, la orina y otras secreciones, y en dosis muy elevadas puede provocar un estado de embriaguez, estupor, vértigos y dolores de cabeza. Sin embargo, su toxicidad es nula si nos limitamos a las dosis recomendadas.

Los principios activos del azafrán han demostrado tener numerosos efectos medicinales como anticonvulsivo, antiinflamatorio, antidepresivo, antitumoral, antirradical libre o para incrementar la memoria. En dosis bajas (de 10-20 estigmas) se considera un afrodisíaco moderado; en dosis superiores a los 40 estigmas produce un discreto efecto piscoactivo, ya que incita la risa. (Esta acción del azafrán sobre el estado de ánimo posiblemente es una de las más interesantes de esta especie.)

Los estudios sobre su efecto antidepresivo, comparándolo con fármacos, indican su efectividad en este sentido; también es útil en las mujeres con síndrome premenstrual, o como complemento en las dietas de reducción de peso.

Efecto antioxidante moderado

Se estudió la capacidad antioxidante de estos estigmas, y especialmente de sus flavonoides y compuestos fenólicos. Se comprobó el efecto antioxidante moderado del azafrán, y se insiste en moderado porque su acción fue más débil que la de la vitamina E o el alfa-tocoferol.

Relajante y antidepresivo

Una de las propiedades del azafrán más estudiadas es su acción antidepresiva. La suplementación con azafrán puede ser de utilidad en aliviar los síntomas depresivos en adultos con depresión mayor. Es tan efectivo como la fluoxetina o la imipramina, según algunos estudios, con la ventaja de que estamos hablando de dosis de azafrán bajas, de hasta 30 miligramos diarios.

El efecto antidepresivo del azafrán se ha atribuido a dos de sus compuestos, la crocina y el safranal, que parecen elevar los niveles de determinados neurotransmisores cerebrales como la serotonina, la dopamina o la norepinefrina.

Demencia y alzhéimer

La acción del azafrán sobre la función mental va mucho más allá, porque puede tener utilidad en el tratamiento del alzhéimer, ya que inhiben los depósitos de la nociva proteína beta-amiloide, que degrada las neuronas y acelera el proceso íntimo de lesión de esta enfermedad.

En un estudio, se administró durante 16 semanas el azafrán (en cápsulas, 15 mg dos veces al día) a pacientes con síntomas moderados de alzhéimer, demostrando un efecto superior al placebo y similar al del donepezilo, un fármaco de uso común en esta enfermedad. Pasadas las 16 semanas se pudo observar una mejoría de la actividad cognitiva de los individuos, indicando que la suplementación con esta especia es segura y efectiva.

Otro estudio comparó la eficacia del donepezilo con el azafrán (30 mg/día), y tras cinco meses de tratamiento no se observó ninguna diferencia entre los resultados con el tratamiento ortodoxo o el natural con azafrán.

La acción sobre el sistema nervioso es compleja, y por su acción sobre la dopamina se ha recomendado en casos de enfermedad de Parkinson o de esclerosis múltiple, enfermedades terribles que no tienen cura, pero en las cuales el efecto del azafrán puede ser positivo.

Sobre la libido y la sexualidad

Clásicamente, se ha considerado el azafrán como un afrodisíaco, o en todo caso una especia que estimula la sensualidad. Un estudio nos indica que el consumo de azafrán mejora la calidad espermática de los ratones de laboratorio, que los autores relacionan en parte con su notable capacidad antioxidante. Los estudios también se han realizado sobre personas, en las que el consumo de azafrán podía elevar hasta un 20 por ciento la movilidad y recuento de espermatozoides del semen humano. Se relaciona este efecto con las crocinas, que tendrían un efecto protector y regenerador de las glándulas espermáticas.

El azafrán muestra un efecto de tipo afrodisíaco según se desprende de estudios realizados sobre animales y sobre humanos. Se realizó un estudio en 34 mujeres que tomaban fluoxetina como tratamiento de su depresión y que tenían problemas de déficit de libido y de impulso sexual. El consumo de azafrán durante 4 semanas mejoró muchos de los parámetros de la sexualidad, como el número de relaciones, la lubricación, la satisfacción, el orgasmo y la reducción del dolor coital. Es decir, el azafrán parece mejorar algunos de los efectos secundarios de la fluoxetina relacionados con la falta de apetencia sexual.

Regulador menstrual

Se investigó también el efecto del azafrán sobre mujeres entre 20-45 años que padecían síndrome premenstrual, que tomaron 30 miligramos diarios de azafrán repartidos en dos tomas. En el estudio demostró ser eficaz para prevenir el síndrome premenstrual, en especial los dolores y los cambios de humor.

Se ha recomendado en el tratamiento de diversos problemas ginecológicos como la falta de menstruación, dolores menstruales, así como en el tratamiento de los flujos vaginales. En caso de pérdidas menstruales excesivas, un texto recomienda hacer una tisana con media cucharadita de hebras de azafrán, y tomarla tres veces al día.

Problemas bucales y de dentición

Para los problemas bucales o de dentición, podemos preparar un jarabe de azafrán.

JARABE DE AZAFRÁN

- 5 gramos de azafrán
- 100 gramos de miel
- 50 centímetros cúbicos de agua

Se hierve el azafrán ligeramente durante 5 minutos, y cuando se enfríe, se añade la miel. El producto sirve para hacer aplicaciones con discreto masaje sobre las encías del niño en época de dentición.

❧ En la cocina ❧

Aunque el azafrán se utilizó durante siglos y siglos como una gran planta medicinal, en la actualidad parece quedar muy restringido al ámbito culinario. El aceite esencial que contiene, cuyos principales componentes son el safranal y la crocina, le confiere su intenso color amarillo. Se utiliza como colorante alimentario, al que le dota de su peculiar sabor, y es sin duda el rey de los colorantes amarillos.

Transmite su olor y sabor al agua, vinagre o alcohol.

Se pueden consumir directamente, en dosis de 15 a 30 miligramos, aunque existen numerosas formas de preparar el azafrán, por ejemplo, añadiéndolo al vino o elaborando aceites macerados con sus estigmas.

El azafrán no solo es un buen colorante sino que su aroma tan suave lo hace apto para muchos tipos de alimentos, como guisos, repostería o en la fabricación de licores, como por ejemplo el Chartreuse (al menos en su fórmula original).

No se puede entender una buena paella o bullabesa sin la presencia de azafrán.

Los colorantes alimentarios no tienen nada que ver con el azafrán, y en muchas ocasiones se sustituye por el achiote (*Bixa orellana*), que es mucho más barato y que da un color similar al de esta especia.

Debido a su alto precio y valoración culinaria a través de los milenios, el azafrán ha sufrido numerosas adulteraciones. Quizá la más común es la adulteración con flores de *Carthamus tinctorius* o cártamo, denominado popularmente *azafrán americano* en muchos países de habla hispana e inglesa.

GINEBRA CON AZAFRÁN

La ginebra es un destilado al cual se le han añadido el aroma de hierbas, muchas veces amargas (especialmente los ginebrones o bayas de enebro). El azafrán tiene un sabor suave y aromático muy diferente a la base de la ginebra.

- 2 o 3 cucharaditas de hebra de azafrán
- 70 centilitros de ginebra (lo más «neutra» posible)

Se pone el azafrán dentro de la botella y se deja macerar largo tiempo. Al cabo de pocas semanas, la ginebra adoptará un intenso color amarillo (tanto más cuanto más azafrán pongamos) que le dará un sabor suavemente aromático que contrasta con el amargor de la ginebra. Se conserva años. Ideal para gin-tonics sorprendentes.

Cúrcuma

Curcuma longa
Curcuma xanthorrhiza

La cúrcuma proviene del rizoma de las plantas *Curcuma longa* (cúrcuma de la India) y *Curcuma xanthorrhiza* (cúrcuma de Java), una planta de la familia de las Zingiberáceas (como el jengibre). Ambas son de igual valor, aunque la primera tiene los tubérculos más alargados y la segunda, más redondeados. La raíz tiene una cubierta marrón, mientras que la pulpa es anaranjada.

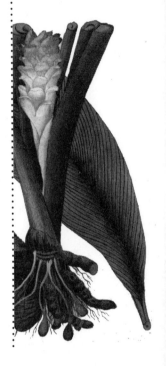

La cúrcuma tiene un sabor cálido, muy discretamente amargo y algo aromático, con toques anaranjados y de jengibre. En estado natural es algo amarga y picante, y cuando la masticamos toda la saliva adquiere un intenso color anaranjado. Tiñe intensamente los alimentos de color amarillo dorado.

SUSTANCIAS IDENTIFICADAS

Aceite esencial: curcumina, arturmerona, curcumona, zingibereno, d-alfa-felandreno, cineol, d-sabineno, turmerol, alfa y gamma-atlantona. Almidón, sustancias colorantes amarillas (curcumina, la monodesmetoxicurcumina y disdemetoxicurcumina).

✒ Propiedades terapéuticas ✒

En la medicina tradicional

El uso de la cúrcuma es milenario en los países orientales, especialmente en la India y sudeste asiático, de donde es originaria.

Se recomienda para dar energía, mejorar las alteraciones digestivas, aliviar los dolores reumáticos y, aplicado por vía externa, en forma de cataplasmas, para tratar el eccema, etcétera.

En la China antigua era un remedio útil para las infecciones de los ojos, mientras que en la medicina ayurvédica se recomienda hervirla en leche y darla como tratamiento del resfriado.

En Occidente, en el año 1450, un apotecario de la ciudad alemana de Frankfurt ya la cita como una planta exótica en su inventario. Es en esta época que se la empieza también a denominar como *terra merita*, o tierra de méritos o virtudes, considerando sus grandes virtudes medicinales y su aspecto como térreo.

La curcumina, un gran medicamento

Es posiblemente la especia con mayores indicaciones medicinales, no solo por el favor y devoción que siempre han tenido de ella por parte de las personas que la consumen habitualmente, sino por el número de artículos científicos que nos hablan de acciones sorprendentes sobre sistemas muy diversos del organismo. La cúrcuma vale su precio en oro, si es que nos referimos a la salud, un oro amarillo, barato y al alcance de todo el mundo.

Centenares de estudios han evaluado la acción de la curcumina, adecuada para el tratamiento de más de 70 enfermedades, algunas verdaderas plagas modernas como el cáncer, la diabetes, la hepatitis o el alzhéimer.

El mejor antioxidante y anticanceroso

El pigmento amarillo de la cúrcuma es verdaderamente prodigioso, su acción protectora sobre la irritación y degradación provocada por los radicales libres es muy potente, y tan solo tenemos que añadir cúrcuma a nuestros alimentos.

Esta es una de las razones por las que la cúrcuma es un potente anticanceroso. Los diversos estudios nos dicen que tiene en primer lugar una acción desintoxicante de los productos carcinógenos, y además una profunda acción inmunomoduladora, protege los genes de la mutación, tiene acción letal sobre la mayoría de células cancerosas, reduce la angiogénesis (la proliferación de vasos sanguíneos que ocurre en el cáncer), potencia la acción de otros fármacos utilizados para el mismo fin, etcétera.

Uno de los cánceres que mejor responden a la curcumina es el de mama, en el cual potencia la acción del taxol, un fármaco recomendado para ello, y hay algún estudio que nos indica que tiene una acción parecida al tamoxifeno, otro de los fármacos usados en esta enfermedad mamaria. De esta manera, los autores concluyen que el uso conjunto de curcumina y estos fármacos reduce de forma importante los efectos secundarios de ambos.

EL AZAFRÁN DEL POBRE

A la cúrcuma se la conoce como el azafrán del pobre porque tiene el mismo color del azafrán, a un precio mucho más asequible. De hecho, su nombre deriva del sánscrito *Karkooma*, que en la India también es el nombre del azafrán.

Cuando Marco Polo encontró la cúrcuma en su viaje a Catay, en 1280, se pensó que era el azafrán verdadero, porque el color era exactamente el mismo, pero las similitudes con el azafrán se acaban ahí, porque ni se utiliza la misma parte (los estigmas de la flor en el azafrán y el rizoma o raíz en la cúrcuma), ni las plantas pertenecen a una misma familia botánica.

La cúrcuma no es simplemente la raíz reducida a polvo, sino que el rizoma, y muy especialmente los «dedos» o raíces secundarias que este tiene, son previamente hervidos o pasados por el vapor, luego desecados y, finalmente, rallados previa separación de la corteza.

Aunque es una especie de origen asiático, hoy en día se cultiva en muchas de las zonas tropicales del globo, en América Latina es muy popular y en algunos países la llaman *guisador*.

Sobre el cáncer de cuello de útero, se sabe que la curcumina tiene acción antibiótica sobre el virus del papiloma humano, responsable en parte de ese tipo de cáncer.

En el cáncer de próstata se recomienda una dieta rica en curcumina y en isotiocianatos como las especias picantes de la familia de las crucíferas (wasabi, rábano picante, mostaza...).

En pacientes con cáncer de páncreas, la curcumina potencia la acción del fármaco gemcitabina.

Un antiinflamatorio eficaz

La curcumina tiene mayor poder antiinflamatorio que algunos de los fármacos habituales, como por ejemplo el ibuprofeno, la aspirina o el paracetamol; y su actividad se aproxima a los antiinflamatorios COX-2, como por ejemplo el etoricoxib.

Es por ello que la cúrcuma y la curcumina se recomienda en el tratamiento de las afecciones degenerativas e inflamatorias. En algunos estudios, se compara la efectividad del ibuprofeno con la curcumina (600 mg de ibuprofeno por dosis frente a la ingestión de 2.000 mg de un producto rico en curcumina), observándose un notable efecto antiinflamatorio, y lo que es tanto o más importante, sin presentar en absoluto irritación del estómago o intestinal, lo cual es muy frecuente con los antiinflamatorios clásicos. Estos estudios se han evaluado en casos de artritis, artritis reumatoide, dolores derivados del exceso de ácido úrico, y también en la artrosis degenerativa del anciano.

El uso regular de curcumina no solo alivia el dolor sino que tiene una acción regeneradora del cartílago deteriorado, se calcula que reduce su destrucción o degeneración en aproximadamente un 60 por ciento.

Se ha observado que en general reduce las molestias digestivas causadas por antiinflamatorios como la indometacina y de ello puede deducirse una actividad protectora frente a la gastritis y la úlcera de estómago o duodeno.

Un bálsamo para la piel

La cúrcuma tiene un verdadero efecto antiaging sobre la piel. Sus pigmentos la protegen, y en la India se considera un elemento suavizante de la piel, especialmente efectivo para reducir las arrugas. Generalmente se diluye en un aceite, que puede ser aceite de almendras dulces; y se deja macerar unas semanas.

Este aceite puede servir para hacer aplicaciones hidratantes nocturnas. Pigmenta un poco la piel.

Tratamiento del alzhéimer

Esta es una de las indicaciones más poderosas de la curcumina. Algunos extractos de cúrcuma han demostrado ser incluso más potentes que el donepezilo, uno de los dos fármacos más utilizados para tratar el alzhéimer, y puede hacer recuperar los déficits de memoria (evidentemente, hasta cierto punto). En la India (donde el consumo medio es de 2 gramos por persona y día) se ha estudiado que las personas que consumen cúrcuma de manera habitual suelen tener una incidencia menor de esta enfermedad. Quizá la única queja que tenían los investigadores es que la curcumina se degrada rápidamente en el torrente sanguíneo, no permanece demasiado tiempo activa en la sangre, por lo que postulan que la industria farmacéutica elabore a partir de la curcumina un gran fármaco, que además tenga un tiempo de acción más elevado.

Un hecho muy interesante es que la curcumina parece reducir la formación de placas amiloideas, unos depósitos de proteínas muy densas que anómalamente se forman en el cerebro y caracterizan esta enfermedad. Son placas anómalas que por su número y tamaño van inactivando algunas de las funciones cerebrales.

Investigadores del instituto estadounidense Salk afirman que un compuesto llamado J147, elaborado a partir de la cúrcuma, no solo tiene estos efectos sobre la placa amiloidea sino que se podría considerar como un neuroprotector, una sustancia que mejora la función de las neuronas ya deterioradas.

Además de que puede reducir la progresión del alzhéimer, la curcumina puede ser útil en el tratamiento de otras afecciones neurológicas como el párkinson, la esclerosis lateral amiotrófica o el síndrome de Huntington.

SIN EFECTOS SECUNDARIOS

La cúrcuma tiene escasísimos efectos secundarios, especialmente si se usa como especia. En dosis exageradamente elevadas no se recomienda en casos de embarazo, ya que se ha visto que puede estimular el flujo menstrual uterino. Como tiene una discreta acción anticoagulante, se recomienda precaución en personas que están tomando anticoagulantes como la warfarina (Sintrom).

No se recomienda mucho la tisana debido a la escasa solubilidad en agua del polvo de cúrcuma. La podemos tomar en las comidas con una base de aceite o de yogur, donde se disuelve muy bien y cuyo contenido en grasas nos ayuda a activar la curcumina.

Un verdadero quemagrasas

La cúrcuma tiene algo que ver con la combustión de las grasas. Si la añadimos a los platos y los guisos, el primer efecto beneficioso se producirá sobre el hígado, mejorando la secreción de la bilis y mejorando la digestión de las grasas.

Los estudios con animales de laboratorio demuestran que la adición de cúrcuma a la dieta reduce la cantidad y tamaño de los depósitos de grasa intravasculares de las arterias y venas.

El consumo de cúrcuma se relaciona con reducciones moderadas de los niveles de colesterol, y esto posiblemente es debido a la acción estimulante de la vesícula biliar, ya que la bilis tiene un gran contenido en colesterol.

Por estas razones también se recomienda consumir mucha cúrcuma cuando se realiza una dieta para reducir peso, ya que a buen seguro estimulará la combustión de las grasas sobrantes.

Se recomienda la cúrcuma en la dieta del diabético, porque hay estudios que hablan de un efecto favorable sobre la glucemia.

Un pigmento «con mucho ojo»

Algunos alimentos de color amarillo o morado intenso se recomiendan para la degeneración macular. Esta es una enfermedad de los ojos en la que la parte que capta la vista, en la retina de nuestros ojos, empieza a degradarse y perder su capacidad de percepción. Una enfermedad muy propia de la vejez.

Como las antocianinas moradas del jugo de arándanos y el beta-caroteno del de zanahoria, la curcumina de la cúrcuma es un pigmento flavonoide que parece actuar con la retina envejecida, ya que la capa uveal de esta es un tejido muy rico en pigmentos y la curcumina parece regenerarla y mejorarla.

Tratamiento de la depresión

Se han observado también efectos positivos de la curcumina en el tratamiento de la depresión.

En la cocina

La curcumina tiene una absorción baja en el tubo digestivo, y se ha visto que si se mezcla con piperina (de la pimienta negra) aumenta su absorción hasta treinta veces. Por ello que es recomendable mezclar la cúrcuma con pimienta negra.

La cúrcuma es una de las reinas de las especias, con un sabor discreto, pero con una capacidad colorante inigualable. Es difícil encontrarla fresca (como rizoma alargado, del tamaño del dedo de un niño). Lo más probable es encontrarla seca, y ya rallada, en forma de polvo intensamente amarillo.

Por su delicado y suave sabor combina prácticamente con todos los alimentos salados, como carne, pescado, legumbres, verduras, patatas, arroz u otras pastas.

Las mezclas de especias contienen cúrcuma más como elemento colorante que saborizante, aunque sola es un excelente condimento para arroces. A diferencia de otras especias, se puede añadir con mayor libertad, tanto en la variedad de alimentos que pueden aderezarse como por la cantidad a incorporar.

La cúrcuma es uno de los ingredientes que nunca debe faltar en la mezcla del curry.

También podemos mezclar un poco de cúrcuma con mantequilla derretida y aderezar verduras o pasta con ella. Prueba el toque especial de cúrcuma en las sopas de pescado.

ARROZ CON CÚRCUMA

- 1 cucharadita de cúrcuma en polvo
- 1 taza de arroz largo
- 1 ½ taza de agua caliente
- Aceite de girasol o de soja
- Sal

Pon a calentar un poco de aceite de girasol o de soja, añade la cúrcuma en polvo, sofríe muy ligeramente, luego añade el arroz largo y sigue removiendo. Cuando el arroz está caliente y bien mezclado con la cúrcuma, añade el agua caliente (1,5 partes de agua por 1 de arroz); rectificas de sal y lo pones a hervir 10 o 15 minutos a fuego muy lento. El arroz debe quedar suelto y amarillo.

La cúrcuma también puede encontrarse como uno de los ingredientes de las recetas que aparecen en las páginas 318, 319, 320, 328-329, 333 y 337.

Zedoaria

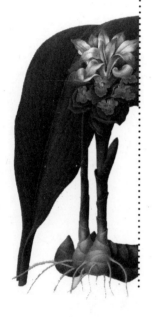

Curcuma zedoaria

A esta planta se la denomina cúrcuma blanca, y en latín *Curcuma zedoaria*. Es pues en realidad una cúrcuma, mucho menos conocida, pero muy popular en los países árabes, el sudeste asiático y sur de China, aunque también se conoce bastante en Japón. Los árabes la llaman *zadwaar*, de donde deriva zedoaria.

En el sudeste asiático se consume como verdura, aunque al igual que la cúrcuma genuina, la especia se produce rallando el rizoma, y tiene un sabor que recuerda al de la cúrcuma, aunque algo más amargo y áspero, algo desagradable para el gusto occidental.

SUSTANCIAS IDENTIFICADAS

Contiene glucósidos, y sesquiterpenos como germacrona-4,5-epóxido, germacrona, furanodienona, curzerenona, zederona, dehidrocurdiona, curcumenol, isocurcumenol, curcumenona y curmanólidos A y B.

❧ Propiedades terapéuticas ❧

En la medicina tradicional

En los países de origen se ha utilizado como planta medicinal en afecciones como la diarrea, el cáncer, el meteorismo o las malas digestiones, siendo citada muchas veces en los textos de medicina china o ayurvédica.

Por vía externa se recomienda en el tratamiento de las afecciones infecciosas de la piel, ya que ha demostrado tener un efecto antibacteriano y antifúngico. Sus cataplasmas son una buena cura antiinflamatoria para las contusiones y golpes.

A nivel ginecológico, se utiliza tradicionalmente en las afecciones menstruales como regulador, especialmente en casos de reglas poco abundantes.

Anticancerosa

Aunque no son datos nuevos respecto a las propiedades de la cúrcuma original, existen bastantes estudios que nos hablan del poder anticancerígeno del rizoma de zedoaria. En uno de ellos, los extractos de zedoaria reducían la proliferación de células de cáncer de mama. En otro se relaciona el contenido en alfa-curcumeno con un incremento de la actividad de células de cáncer de ovario que les condujo a la muerte celular. Un tercer estudio nos habla del efecto positivo en el tratamiento de células de cáncer pulmonar, sobre las que el extracto de zedoaria tiene efecto citotóxico, indicando la vía molecular por la cual se produce la muerte de las células cancerosas.

Otro estudio nos habla del notable poder antioxidante de la zedoaria, que protege las células y el ADN, evitando la aparición de mutaciones que acaban produciendo el proceso canceroso.

No se suele utilizar la zedoaria ampliamente como sustituto del azafrán porque en dosis elevadas da un toque amargo a los alimentos.

Una recomendación para realizar una salsa rápida para verduras al vapor o incluso crüdas es la de añadir un poco de zedoaria (o de cúrcuma) y tomillo a un yogur natural, con un poco de sal y zumo de limón.

SOPA DE ZEDOARIA

- 100 gramos de judías verdes
- 100 gramos de guisantes
- 100 gramos de maíz dulce
- 4 cucharadas de aceite
- 2 cebollas finamente cortadas
- 5 tomates medianos, rallados
- 1 cucharada de azúcar moreno
- 4 cucharadas de vinagre
- 1 cucharadita de zedoaria rallada
- Cilantro, al gusto
- ¾ de litro de agua

Cuece las verduras en el agua durante 5 minutos. En una sartén aparte dora las cebollas, y añades el azúcar y los tomates; y luego incorporas las verduras, el vinagre, el cilantro y la zedoaria. Llévalo a ebullición y lo retiras del fuego. Se sirve caliente.

II
Otras especias muy especiales

. . . .

*E*n este apartado hemos incluido algunas especias mayores que aparentemente no tienen mucho en común pero que nos ofrecen unas aplicaciones culinario-medicinales indudables. Semillas como las de adormidera, comino negro, fenogreco o sésamo son ricas en aceites esenciales de indudable calidad, pero además tienen otras acciones específicas para nuestra salud. No son solo especias sino que también son alimentos, porque algunas de ellas se consumen en una cantidad relativamente apreciable como para aportar ácidos grasos y sustancias en cantidades significativas, mayores que las otras especias.

Adormidera

Papaver somniferum

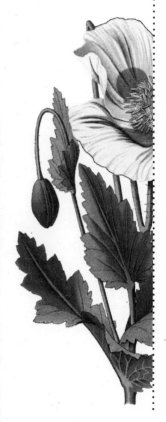

La primera idea que a uno le viene a la cabeza al recomendar esta especia es un poco negativa. Pero ¡si eso es una droga!, ¿cómo lo vamos a comer?

Sin embargo, el consumo de las semillas de adormidera como especia es bastante antiguo, y existen testimonios que se remontan al siglo II. Son de color negro o gris azuladas, pequeñas y con sabor a frutos secos y no tienen nada que ver con el opio, droga que se extrae del látex de la cápsula inmadura de la planta.

Son un alimento rico en grasas, proteínas, carbohidratos y fibra y una buena fuente de ácidos grasos omega 3 y omega 6, aunque por la cantidad que tomamos de ellas son demasiado escasas para que tengan un efecto determinante sobre la salud.

Sustancias identificadas

Alcaloides: las semillas no contienen morfina ni sus derivados. Celulosa, lignina, pentosanos y pectina. Aceite rico en ácidos linoleico, oleico y linolénico.

❧ Propiedades terapéuticas ❧

Históricamente el consumo de las semillas de adormidera era secundario al uso medicinal del opio como medicina. Se sabe que los sumerios la cultivaban en Mesopotamia en el cuarto milenio a. C. Desde épocas remotas, representaban el honor de una persona, aunque su utilización ha ido en general pareja a sus virtudes medicinales de tipo estupefaciente.

El opio es una de las medicinas más antiguas e universales en el continente eurasiático y en amplias zonas de África. China y Grecia la utilizaban desde tiempos muy remotos, aunque su uso como droga recreativa es bastante posterior a ello.

Existen muchos registros islámicos que atestiguan el uso médico del opio como adormecedor y anestésico desde el siglo v.

La adormidera solo contiene los alcaloides del opio en un momento específico de su crecimiento, cuando las cápsulas de las semillas están inmaduras y segregan látex cuando se rompen. Pero cuando estas cápsulas maduran, el contenido en alcaloides se reduce hasta no quedar prácticamente ningún vestigio de ellos, momento en el que la semilla madura se convierte en un alimento más que en una planta medicinal.

❧ En la cocina ❧

El consumo de semillas de amapola y adormidera es mucho más popular en Centroeuropa que en nuestro país, y de ahí se ha extendido a América y otras zonas. En general, combina bien con harinas y cereales, tanto en platos dulces como salados, y con el pescado y las verduras.

Se pueden añadir estas semillas a la pasta, aderezos dulces y salados para ensaladas de frutas o de verduras. Es muy común en la cocina eslava, alemana y judía. Son tan inocuas y nutritivas que no debemos tener ninguna precaución al consumirlas, y no están prohibidas ni a niños ni a embarazadas.

Es más un aderezo que una especia, por su sabor relativamente neutro que recuerda al de los frutos secos.

No es extraño que las encontremos como esas minúsculas semillitas negras, redondas, crujientes que ponen encima de los panes de cereales o del pan alemán que tanto se consumen hoy en día; aunque lo cierto es que en España estas semillas no son tanto de la adormidera (*Papaver somniferum*) como de la más vulgar amapola (*Papaver rhoeas*).

ADEREZO DULCE DE ADORMIDERA

- 100 gramos de azúcar
- 4 cucharadas de vinagre blanco
- 1 cucharadita de sal
- 1 cucharadita de mostaza en grano, molida
- 1 cucharadita de cebolla rallada
- 1 taza de aceite vegetal
- 1 cucharada de semillas de adormidera

Mezcla todos los ingredientes con la batidora, excepto el aceite y las semillas de adormidera. En una segunda fase añade el aceite poco a poco como si hicieras una mahonesa, con la batidora a velocidad baja. Finalmente añade las semillas de adormidera enteras, tostadas previamente en una sartén.

Es un aderezo excelente y diferente para ensaladas y frutas.

Asafétida

Ferula asafoetida

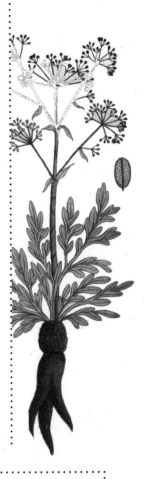

¿A quién se le ocurre utilizar una planta con este nombre? Y ciertamente, esta especia tiene una aroma fétido que tiene su razón de ser en su alto contenido en derivados sulfurados, un aroma que recuerda al ajo o la cebolla.

Originaria de Irán y la India, es una planta de gran porte, que puede alcanzar los tres metros de altura. Se extrae su látex, que desecado es la especia. Se vende como un polvo más o menos grumoso. Tiene fuerte sabor aliáceo, a huevos podridos, sulfúreo, picante y amargo, por esta razón se utiliza escasamente en solitario, y mucho en combinación con otras especias.

En la Antigüedad, se mezclaba con harina de arroz para diluir su aroma y lograr un polvo que se añadía a distintos alimentos.

SUSTANCIAS IDENTIFICADAS

En su composición citaremos las resinas, hasta un 60 por ciento, y un componente feculento, que puede suponer un 30 por ciento. Su olor se debe a ciertos compuestos de tipo azufrado como el butil-propil-sulfuro, butil-metil-sulfuro y butil-trimetil-sulfuro.

✐ Propiedades terapéuticas ✐

La especia tiene una acción relajante sobre el sistema digestivo e intestino, comprobada posteriormente en diversos estudios científicos.

La gomarresina de asafétida en dosis moderadas tiene además un efecto protector de las neuronas y alarga su supervivencia, lo cual puede ser de interés para las personas que padecen déficits de memoria o demencia.

Otros estudios indican que la gomarresina de asafétida puede ser un complemento importante en caso de dolor neuropático, ya que tanto los estudios histológicos como comportamentales hacen pensar que tiene una acción regeneradora de los nervios periféricos. El efecto general de la asafétida es estimulante nervioso y tiene efectos neuroprotectores.

✐ En la cocina ✐

Esta especia ha sido utilizada tanto en Europa como en el Próximo y Medio Oriente como aderezo de carnes y vegetales, y muchas veces en combinación con el ajo y la cebolla.

Los romanos la guardaban en tinajas, junto con piñones, para usar la mezcla como aderezo del cordero, para que con su intenso sabor anulara el olor a lana.

Se nos presenta en polvo o en acúmulos o aglomerados, y se trata de la resina seca de la raíz de la planta, que tiene un olor muy fétido.

A pesar de su peculiar olor y sabor, cuando la freímos en aceite caliente cambia de olor y nos ofrece un gusto agradable y acebollado, y en la India se utiliza especialmente en los currys de carne y de verduras, y también en al cocción de las legumbres.

LA ANTORCHA DEL FUEGO DIVINO

El término de *férula* significa «transportadora», y tiene relación con la mitología griega, ya que se le atribuye la virtud de haber transportado el fuego divino del Sol que Prometeo robó para dar luz a la Tierra.

Sin embargo, esta leyenda remite a mucho antes en la historia de la humanidad, porque los arqueólogos opinan que entre las tribus nómadas de la Edad de Piedra, los tallos de esta planta servían para transportar las brasas del fuego de la tribu.

En mi opinión, incluso siguiendo los anteriores consejos, la asafétida aún no es apta para paladares poco acostumbrados. Si conseguimos encontrarla, la usaremos en cantidades mínimas. Una sugerencia es freír la resina en aceite, y luego utilizarlo en pequeñísimas cantidades, hasta encontrar el punto deseado.

LENTEJAS HINDÚS

- 250 gramos de lentejas de la India
- 1 cucharadita de asafétida
- 2 litros de agua
- Salsa Chutney

Las lentejas de la India son más pequeñas y fáciles de cocinar. Se hierven con agua, a la que le añadiremos media cucharadita de asafétida. Luego se pueden aderezar con una salsa Chutney.

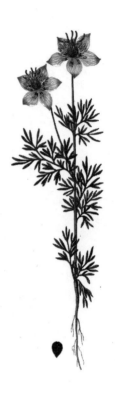

Comino negro

Nigella sativa

Citada en el Antiguo Testamento, es una planta de la familia de las Ranunculáceas, que los árabes denominan *Shinouz*, y *Sanouj*, y también *Al haba sauda*, que significa «grano negro». Mahoma dijo de ella que lo curaba todo, excepto la muerte.

Se utilizan sus semillas negras y anguladas. Su sabor es amargo y aromático, y tiene un toque que nos recuerda a la mejorana, al orégano o al tomillo. Su aceite esencial contiene timoquinonas y alcoholes terpénicos.

SUSTANCIAS IDENTIFICADAS

Aceite esencial (timoquinona, nigelona), aceite fijo, saponinas glucosídicas, melantina, nigelina.

◈ Propiedades terapéuticas ◈

Para la malaria

La suplementación dietética con comino negro puede estimular la acción del fármaco de la malaria cloroquina, de manera que este antibiótico-antiparasitario mejora la capacidad de erradicar el microbio productor de la malaria.

Estimula la inmunidad

Tiene una notable acción reguladora de la inmunidad, quizá debida a su composición en ácidos grasos. Los extractos de comino negro han demostrado un efecto inmunomodulador sobre células de sangre periférica humana, estimulando la inmunidad no específica celular.

El consumo de semillas de comino negro puede aumentar las células NK (un tipo de linfocitos especializados en la defensa inmunitaria) hasta un 30 por ciento. Algunos investigadores lo recomiendan sobre todo en la tercera edad, cuando empiezan los problemas de inmunodeficiencia.

¿Efecto anticancerígeno?

Tradicionalmente, se ha considerado al comino negro como bactericida, antifúngico, analgésico y antipirético. Y también antitumoral, cosa que han evidenciado diversos estudios clínicos, que han mostrado que el fitoquímico activo del aceite de la semilla de *Nigella sativa*, la timoquinona (2-isopropil-5-metil-benzoquinona), tiene un efecto reductor de la proliferación de las células cancerosas, modulando muchas de las vías moleculares de actuación de las células cancerosas. Es un poderoso antioxidante que puede provocar la muerte de las células del cáncer escamoso de la boca, y se ha observado que actúa sobre la enzima caspasa para inducir la muerte celular. Este mismo efecto se ha comprobado con otras estirpes celulares cancerosas.

Los estudios de experimentación han mostrado invariablemente el efecto beneficioso de la timoquinona en el tratamiento del cáncer, tanto en líneas celulares como en estudios animales.

De todo ello se deduce que la tiene una acción antiproliferativa, comprobada en experimentos científicos.

Una de las razones por las que la timoquinona es posiblemente anticancerosa es porque además tiene una acción antiinflamatoria, que podría ser derivada de su acción antioxidante. El proceso de la inflamación produce radicales libres que oxidan nuestros tejidos y los degeneran.

Una de las indicaciones más consistentes del comino negro sería el tratamiento de apoyo del cáncer de mama. En un estudio se dieron 400 miligramos de extracto de comino negro a mujeres con cáncer de mama durante 2 semanas, y se pudo demostrar una potente acción letal sobre las células cancerosas.

Protección contra las cataratas

La timoquinona del comino negro parece proteger también de las cataratas, especialmente cuando se han visto inducidas por la radiación solar.

❧ En la cocina ☙

Poco conocido en la cocina europea (donde fue usado en época romana y medieval), se emplea especialmente en la cocina árabe y la India (sobre todo en los platos de pescado).

Con sabor a fruto seco y a pimienta a la vez, usualmente se tuesta en una sartén antes de su uso, con lo que aumenta su sabor a fruto seco. Se utiliza en el aderezo de verduras y hortalizas como berenjenas, pimientos, calabazas y calabacín. Se usa también en el pan, pasteles y repostería. Podemos hacer una mezcla con semillas de neguilla, fenogreco, comino, mostaza e hinojo, que en Bengala se denomina *panchforon*.

PARATHAS

- 250 gramos de harina de trigo (integral, blanca, o mejor mitad y mitad)
- Semillas de comino negro
- 6 cucharaditas de aceite
- 150 centímetros cúbicos de agua
- Sal

Se forma un volcán con la harina, con un poco de sal, y en el centro se echa el agua. Se amasa 10 minutos, hasta tener una pasta de consistencia elástica. Se divide en seis porciones y sobre una superficie enharinada la aplanas con el rodillo haciendo un círculo de un palmo de diámetro. Espolvorea el círculo con semillas de comino negro, apretándolas un poco para que queden dentro de la masa. Pincela con aceite, una cucharadita por unidad, y luego las doblas por la mitad, y luego otra vez por la mitad, hasta conseguir un triángulo. Aplasta suavemente la paratha, sin hacer mucha presión, para que no se mezclen las capas de harina, hasta conseguir una lámina triangular de unos 5 milímetros de espesor.

En una sartén al fuego medio, con unas gotas de agua, pones la paratha 30 segundos, hasta que se empieza a dorar y hace como burbujas, y le das media vuelta. Se va girando y girando hasta que estén crujientes.

Este pan indio se sirve caliente.

El comino negro también puede encontrarse como uno de los ingredientes de la receta de la página 315.

Fenogreco

Trigonella foenum-graecum

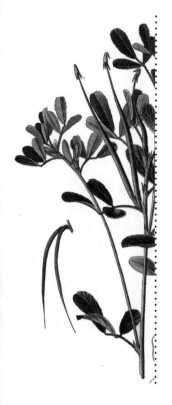

El fenogreco o alholva es una planta de la familia de las Leguminosas originaria de la cuenca mediterránea y del sudoeste de Asia; naturalizada en Europa, África del Norte e India.

El fruto es una vaina que contiene las semillas, que son poliédricas, de color marrón claro y de algo menos de medio centímetro de diámetro. Se consumen estas, pero también hay quien utiliza las hojas frescas, preparadas a modo de aderezo.

Tiene un aroma muy peculiar que desagrada a algunos, algo amargo debido al furostanol, un azúcar complejo de la semilla.

Sustancias identificadas

Contiene aceite esencial, alcaloides (trigonelina), ácidos ascórbico y nicotínico, nicotinamida. Principios amargos, cumarinas, lignina, flavonoides (rutina, vitexina, orientina), sapogeninas (diosgenina, gitogenina, yamogenina, trigogenina), fenugreekina, glúcidos (galactomanano, D-galactosa, D-manosa, estaquiosa), albúmina, aceite fijo (rico en lecitina, ácidos linoleico, palmítico y oleico), inositofosfato de calcio y de magnesio, fósforo, fitina, vitamina PP o nicotinamida.

Propiedades terapéuticas

La semilla del diabético

Se ha utilizado como tratamiento sustitutorio de los hipogluce-miantes orales en casos de diabetes no insulinodependiente, y se han obtenido resultados previos alentadores en Israel, que se atribuyen a la acción conjunta de las cumarinas, del ácido nicotínico y de la trigonelina. Más de cien estudios avalan este poder hipoglucemiante.

La acción antidiabética del fenogreco lo es por tres razones: una porque parece que tiene una acción directa reduciendo la glucosa en la sangre, una segunda al actuar disminuyendo la resistencia a la insulina, resistencia de los receptores que se produce en la diabetes muy crónica y que empeora el pronóstico de esta enfermedad; y una tercera porque parece potenciar la acción de los antidiabéticos orales, mejorando su eficiencia.

El consumo de unos 10- 20 gramos de semillas de fenogreco logró reducciones de la glucemia en un 25 por ciento, y del colesterol y los triglicéridos de hasta el 30 por ciento. Para conseguir esta dosis diaria se ha de incluir el fenogreco como una harina más en la dieta, en dosis superiores a las utilizadas como especia, como por ejemplo añadiendo la harina al pan.

Actúa sobre el hígado y los cólicos de vesícula

La trigonelina y la diosgenina tienen acción protectora sobre el hígado, y se recomienda el uso de fenogreco en casos de esteatosis hepática, o hígado graso. El hígado graso es una degradación del tejido hepático, que acumula más grasa (es el foie-gras). El hígado graso es especialmente frecuente en personas alcohólicas, o que casi sin serlo están en la frontera con el alcoholismo. Este problema permanece casi invariablemente durante toda la vida del individuo, no hay marcha atrás; en todo caso hay que evitar que haya marcha para delante. La acción protectora del fenogreco, incluido en la dieta, puede mejorar su pronóstico.

El consumo de fenogreco puede tener también su utilidad cuando hemos padecido de cólicos de la vesícula, en los cuales ayuda a su disolución, reduce su formación y fluidifica y mejora el flujo de bilis.

CATAPLASMA DE FENOGRECO

- 250 gramos de harina de fenogreco
- 2 cucharadas de vinagre
- Agua en cantidad suficiente para la pasta

Se prepara una masa pastosa hirviendo durante 3 minutos la harina de fenogreco con el agua.

Al acabar la ebullición se añade a la pasta un poco de vinagre y se aplica en forma de emplasto sobre la zona afectada.

Propiedades emolientes, estimulantes y protectoras

Por vía externa es un excelente madurador de forúnculos, abscesos e hinchazones, si se aplica en cataplasmas. También se utiliza su infusión para lavar llagas pútridas y para hacer gargarismos en caso de inflamación de boca, amígdalas y faringe.

La harina se considera como fortificante general, en razón a su contenido en albúminas, grasas e hidratos de carbono, aunque tiene un olor algo desagradable para el gusto de aquí, que puede combatirse tomando conjuntamente algún producto aromático, como el limón, la naranja o la menta.

El fenogreco era considerado un afrodisíaco potente, quizá por su alto contenido en grasas con acción esteroidal; los hombres lo utilizaban como estimulante del crecimiento del cabello y para la virilidad.

Por su contenido en mucílagos es un buen expectorante, y además protege la mucosa estomacal en casos de úlcera gástrica o gastritis.

Tradicionalmente se consume durante la lactancia en caso de que se tenga insuficiente cantidad de leche. En la india le llaman *methi* y es un alimento altamente recomendado para las embarazadas.

Para la obesidad

También se ha recomendado como tratamiento complementario en las dietas para la obesidad. El consumo de unos 20-30 gramos de harina de fenogreco nos aporta una gran cantidad de un galactomanano, una fibra soluble que produce una cierta sensación de saciedad. Los estudios sobre fenogreco y dietas de reducción de peso indican que si bien el fenogreco puede aumentar el apetito, la sensación de saciedad posterior también se ha tener en cuenta.

❧ En la cocina ❧

No es una especia muy conocida en los países occidentales, pero sí es utilizada en la cocina árabe y oriental, y sirve en la confección de algunos aromatizantes para la industria alimentaria y en la cocina se puede utilizar como aderezo, para incluir en el pan. Sin embargo, es una planta bastante fácil de encontrar en cualquier herbolario.

Si tostamos la semilla hasta que empiezan a cambiar de color, cuando adquieren un sabor a fruto seco, aumenta su aroma y se reduce notablemente su sabor amargo. Aun así, los principios amargos son estimulantes de la función hepática y del flujo de bilis, por lo que son potentes estimulantes de la digestión; además, es una de las pocas plantas consideradas como estimulantes metabólicos para hacer ganar peso a la gente.

Se usan en la India en platos de verduras y de lentejas y para aromatizar el curry y los encurtidos, y tostadas combinan a la perfección con los platos de pescado. Sirve especialmente para la realización de mezclas de especias en las cuales deseemos combinar el picante, el amargo, el áspero, el ácido y/o el dulce.

Ha de ser siempre el componente minoritario, para que no domine el sabor.

SNACK CON FENOGRECO

- 250 gramos de almendras crudas, con piel
- 100 gramos de pasas de Corinto
- 2 cucharaditas de semillas de fenogreco
- 2 cucharadas de miel (opcional)
- Sal

Remoja las almendras en agua, de media a una hora, y les quitas la piel.

Las pones en una sartén a fuego bajo y las vas removiendo constantemente. Al final del tueste, se añaden las semillas de fenogreco para que se tuesten con el último calor, sin quemarse. Se añaden las pasas de Corinto y se mezcla todo.

Se puede añadir la miel junto con las pasas en la parte final de la cocción, y caramelizarlo todo. Si se consume inmediatamente es mucho más bueno. Prueba con otros frutos secos, como nueces, piñones, pistachos, etc.

El fenogreco también puede encontrarse como uno de los ingredientes de las recetas que aparecen en las páginas 331-332, 335 y 337.

Sésamo

Sesamum indicum

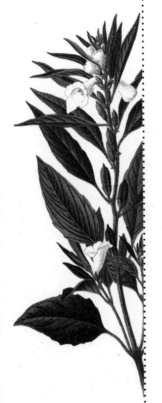

El sésamo o ajonjolí es la semilla de la planta *Sesamum indicum L.*, perteneciente a la familia de las Pedaliáceas. Es una planta anual, cultivada extensivamente en África, India e Indonesia, propia de climas tropicales, y posiblemente originaria de África.

Es una de las semillas oleaginosas que se cultivan desde hace más tiempo. Los chinos ya conocían la semilla en el siglo XX a. C., y un milenio más tarde la conocieron los turcos. En Europa se conoce desde el siglo I de nuestra era, y llegó a América a finales del siglo XVI y principios del XVII.

El sésamo no es un condimento muy habitual en muchos países, pero su utilización es prácticamente universal.

Las semillas secas y tostadas saben a fruto seco, y las crudas como a mantequilla, debido a su gran cantidad de aceite.

SUSTANCIAS IDENTIFICADAS

Aceite fijo: glicéridos de ácidos palmítico, esteárico, araquídico, oleico, linoleico. Sesamina, sesamolina, escualeno, sesamol (fitoesterol) y sesaminol.

ÁBRETE SÉSAMO

El sésamo surge con frecuencia en los proverbios indios. En unos, el pobre de las castas inferiores, que a duras penas puede ser considerado hombre, se compara con el sésamo salvaje. Otro proverbio nos dice que cuando el sésamo está junto a la flor de Shampaka, la flor le gana en perfume, pero no puede compararse a su sabor. Y otro, que más vale tener medio grano de sésamo en propiedad que un gran festín en casa del vecino. Y qué decir de la frase más famosa de los cuentos de todos los tiempos, el «¡Ábrete Sésamo!» que pronuncia el jefe de los cuarenta ladrones para acceder a la cueva de los tesoros en la historia de Alí Babá de *Las mil y una noches*, y que abre el mundo real a los otros mundos, como sucede en los ritos funerarios. Esta frase, sin embargo, no era fruto de la imaginación, sino que remite a la facilidad de estas semillas para abrirse, tanto en la planta cuando maduran, como cuando las calentamos.

✍ *Propiedades terapéuticas* ✍

Salud cardiovascular

El contenido en aceites, especialmente compuestos de ácidos grasos poliinsaturados, hace del sésamo un complemento para la salud cardiovascular.

En estudios sobre personas hipertensas, el consumo de aceite de sésamo llegó a disminuir la presión arterial hasta un 25 por ciento, reduciendo además los niveles sanguíneos de sodio y de potasio.

Al ser una semilla oleaginosa (de hecho, el sésamo es más un alimento que un condimento), ayuda a reducir el colesterol, ya que compite específicamente con esta grasa. El consumo de 50 gramos de sésamo diario (que es una buena cantidad), redujo el colesterol total y el «malo» y elevó los niveles del colesterol bueno, previniendo su oxidación. Este efecto se comprobó especialmente interesante en las mujeres posmenopáusicas.

Uno de los efectos saludables del sésamo es posiblemente debido a la presencia de tocoferol, que es la vitamina E. Esta vitamina, denominada *vitamina de la fertilidad*, tiene un alto poder antioxidante que, unido a la presencia de grasas, hace que el colesterol tenga una acción menos perjudicial, y que las grasas se enrancien menos, incluyendo las que forman parte de nuestro cuerpo. (En estudios sobre animales de laboratorio sometidos a una dieta rica en colesterol, se observó que para conseguir unos buenos niveles de reducción del colesterol era más efectivo el consumo de aceite de sésamo que el de sésamo entero.)

También se estudió el efecto del sesamol, sesamina y sesamolina sobre el colesterol. Los niveles elevados de colesterol y de triacilglicerol se reducían con el consumo de sesamol, indicando que o bien reduce su absorción o bien estimula su excreción. La sesamina reduce de forma dosis-dependiente la formación de la lipoproteína oxidada de baja densidad oxLDL, y estimula la secreción de colesterol rico en lipoproteínas de alta densidad.

El control sobre las grasas plasmáticas no se reduce solo al colesterol, sino también a los triglicéridos, con un descenso de hasta el 39 por ciento en algunos estudios.

Para las personas diabéticas

Como tiene una acción global sobre el metabolismo de las grasas, algunos autores recomiendan el sésamo como un complemento muy interesante en las dietas diabéticas, ya que reduce el riesgo cardiovascular y la aterosclerosis.

Para pensar mejor

El tejido cerebral es excepcionalmente rico en grasas como los fosfolípidos, y el sésamo puede aportar este tipo de principios.

Algunos estudios dicen que el consumo de sésamo podría reducir el ritmo de formación de las placas amiloides cerebrales que caracterizan el alzhéimer. La actividad antioxidante del sésamo y los tocoferoles también tendrían algo que decir en este efecto. Por esta misma razón se recomienda el sésamo en otras enfermedades neurológicas como la enfermedad de Huntington.

> *El consumo de sésamo es también muy recomendable en la infancia, porque es la época en que se está aún formando el cerebro. Esta semilla ofrece un aporte de grasas de altísima calidad biológica, lo que hace es crear un cerebro más robusto, más bien nutrido, y por ello con una capacidad intelectual superior.*

Para la menopausia

Su altísimo contenido en calcio convierte al sésamo en un alimento recomendable también para las mujeres después de la menopausia. Porque entre sus grasas cabe citar los fitoesteroles como el sesamol, que estimulan el sistema hormonal, especialmente en la época de la perimenopausia. Además, el sesamol también ejerce un efecto regulador de las hormonas femeninas.

Para la artrosis

Otros estudios han tratado de evaluar el efecto de la suplementación de semilla de sésamo en casos de artrosis (osteoartritis), y se evaluó su efecto sobre 50 personas que tenían artrosis de rodilla. Los resultados fueron muy buenos, ya que la mayoría de ellos mejoraron los signos y síntomas dolorosos tres un tratamiento dietético con estas semillas. Los autores no explican el posible mecanismo de acción de este efecto.

Un cosmético inigualable

Ya decía la medicina ayurvédica que hacerse un masaje diario con aceite de sésamo santifica nuestro cuerpo. No solo lo santifica, sino que por su componente oleoso, el aceite de sésamo es un excelente hidratante de la piel. Mejora el tejido y previene la formación de arrugas, consiguiendo una piel sana y purificada.

Es muy nutritivo

A diferencia de otros aceites vegetales, el de sésamo tiene una cantidad nada despreciable de ácidos grasos saturados (un 10 por ciento), y tiene unas cantidades importantes de ácidos oleico y linoleico. A pesar de ser más saturado que otros aceites vegetales, tiene una gran ventaja sobre muchos: su gran cantidad de vitamina E y otros antioxidantes, lo que lo hace útil como nutriente preventivo de muchas enfermedades degenerativas, y ello tiene una ventaja añadida, que es que estos mismos antioxidantes lo previenen de su enranciamiento, pudiendo durar en nuestra despensa más tiempo que otros aceites.

Aunque se trata de una semilla, se puede catalogar dentro del grupo alimentario de los frutos secos, y su indicación principal es de tipo nutricional. Se considera un buen tónico energético y estimula la secreción láctea.

Además de grasas de buena calidad biológica (del 40 por ciento al 60 por ciento), tiene también proteínas de alta calidad biológica comparables a las de las legumbres, y por su especial composición de aminoácidos combina excelentemente con los cereales, aumentando su calidad biológica y aprovechamiento.

❧ En la cocina ❧

Japoneses y chinos suelen utilizar las semillas de sésamo tostadas, mientras que en el Próximo y Medio Oriente se suelen hacer salsas y pastas con semillas en crudo, especialmente el tahine, que sirve de base para platos tan sabrosos como el hummus.

Las semillas tostadas tienen un característico sabor a fruto seco, delicioso, y todos las conocemos porque son esas semillitas que ponen en los mantecados de Estepa.

Aunque la mayoría de los antioxidantes contenidos en la semilla de sésamo son el tocoferol y los fenoles, que en general se neutralizan cuando se someten al calor, los estudios realizados por un grupo de investigadores iraníes llegaron a la conclusión de que tras el tostado del sésamo, aún persisten notables cantidades de alfa-tocoferol y fenoles con alto poder antioxidante.

El sésamo es adecuado tanto para platos dulces como salados, y podemos añadir las semillas a postres y repostería, como acompañamiento de cereales, panes (los de cereales con frecuencia tienen en su interior o cobertura semillas de sésamo) o ensaladas (que también podemos aderezar con aceite de sésamo).

El aceite de sésamo no se puede considerar una especia o condimento, y tiene un sabor más fuerte que otros aceites y un color mucho más intenso, siendo poco adecuado para frituras; lo utilizaremos en crudo para ensaladas o verduras, y también con cereales. Los aceites de sésamo orientales suelen tener más sabor que los europeos, que son más refinados y de especies más suaves. En general, hemos de consumir aceite de sésamo virgen y de prensado en frío. Gran parte de los antioxidantes presentes en el aceite de sésamo se pierden en el proceso de refinado, reduciendo de esta manera su benéfica actividad biológica.

Es aconsejable tener semillas de sésamo crudas, que tostaremos a fuego medio. Al dorarse crepitan, como si fueran palomitas. Cuando se acaba el chisporroteo las debemos retirar.

MUTABAL

- $^1/_3$ parte de tahine (crema de sésamo)
- $^2/_3$ parte de berenjena al horno
- Perejil y/o cilantro
- Limón
- Sal y aceite

Para este hummus de berenjena se tritura la berenjena y se mezcla con el tahine, añadiendo un chorro de limón, otro de aceite, un poco de perejil y sal a gusto.

GOMASIO

- 250 gramos de semillas de sésamo
- 35 gramos de sal marina

Se doran las semillas de sésamo en la sartén, y se añade la sal marina. Seguidamente se pasa todo por un molinillo de café, aunque sin que quede muy fino.

Sirve para espolvorear sobre ensaladas, arroz, legumbres. Es excelente con el arroz integral y un poco de aceite.

El sésamo también puede encontrarse como uno de los ingredientes de las recetas que aparecen en las páginas 93, 110, 229, 336.

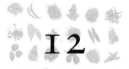

12
Se nos quedaron en el tarro

....

S e nos quedaron unas cuantas especias por detallar. Son especias poco comunes o no demasiado frecuentes, en algunos casos difíciles de encontrar. Sin embargo, ahí tenéis un pequeño resumen.

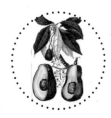

Aguacate

Persea gratissima

Las hojas del aguacate se utilizan como especia en la cocina mexicana, y más específicamente en Veracruz, para añadir a los frijoles, a las sopas y a los platos con maíz, aunque combina bien con pescados, pollo y otras legumbres.

Ajenjo

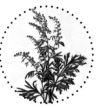

Artemisia absinthium

Es una planta intensamente amarga y aromática caída en desuso para su utilización culinaria, aunque no en la fabricación de licores como la absenta, y especialmente el vermut. En la cocina se utilizará en cantidades moderadas, y especialmente en platos de carne, como aditamento. La absenta se hizo famosa a principios del siglo xx en los ambientes modernistas; de hecho, pintores como Manet, Degas o Van Gogh inmortalizaron la costumbre de beber absenta en sus cuadros.

Ajo de oso

Allium ursinum

Es una planta emparentada con el ajo y la cebolla, originaria del centro y norte de Europa, de la cual se utilizan las hojas frescas. Es más pequeña que el ajo, y su aroma es una cosa intermedia entre ajo y cebollino. Al igual que el ajo o la cebolla, contiene numerosos derivados sulfurados como el alilsulfuro, y derivados de la cisteína. Las hojas pueden secarse y conservarse largo tiempo, dando un aroma suave que no ofende tanto como el del ajo. Las utilizaciones e indicaciones son las mismas que las del ajo o el cebollino.

Ajowan

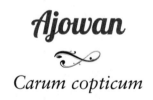

Carum copticum

Especie de alcaravea originaria del Próximo Oriente. Su uso culinario está centrado en el norte de la India y Asia central. Sus frutos se parecen a la alcaravea, con la cual está estrechamente emparentada. Su sabor es una mezcla entre el tomillo y la alcaravea. Se utiliza principalmente con platos de patatas, legumbres (especialmente con las lentejas) y pescado, y la especia se utiliza friendo los frutos desecados en aceite, ya que su aroma se combina de forma excelente en los cuerpos grasos. También se suele perfumar la mantequilla con esta especia.

Con ajowan, comino y cúrcuma se prepara una mezcla denominada *tadka*.

Amchur

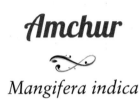
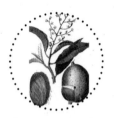

Mangifera indica

Se trata de la pulpa del mango verde deshidratada, rica en ácido tartárico y otros ácidos orgánicos. *Am* significa mango y *chur* polvo. Se utiliza en marinadas, y como sazonador en los platos de marisco, pescado, verduras, ensaladas y carnes, y especialmente en la elaboración del chutney.

Angélica

Angelica archangelica

Es una planta nativa del norte de Europa, que desconocían tanto los griegos como los romanos; su nombre latino significa «hierba de los ángeles», por las preciosas virtudes que se le atribuían.

Los cartujos empezaron a realizar con su raíz y sus semillas licores medicinales. Los estudios sobre la angélica nos dicen que es hepática, digestiva, reduce la ansiedad y podría tener efectividad en el tratamiento del alzhéimer. Combina excelentemente con la raíz de hinojo, y se puede añadir a las ensaladas y como acompañante de platos de verduras o legumbres.

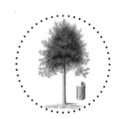

Angostura

Galipea cusparia

El nombre de este arbolito venezolano proviene de Angostura, una ciudad en las riberas del Orinoco, situada en la zona donde se estrecha (o angosta) el río.

Se utiliza la corteza, muy rica en cusparina, un principio amargo. Es un excelente tónico general y digestivo.

Apio

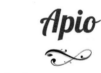

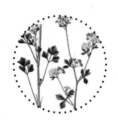

Apium graveolens

El apio es más verdura que condimento, pero en su sabor no es muy diferente al levístico. Solo cuando se seca sí se convierte más en un condimento que una verdura.

La principal virtud del apio es que es un buen diurético y depurativo. A nivel digestivo tiene acción carminativa, recomendada para mejorar la digestión y reducir el meteorismo y las flatulencias. Reduce la presión arterial, alivia el espasmo muscular y mejora el apetito. Moderada acción antioxidante y estimulante de la eliminación renal con notable efecto sedante, mayor en las semillas.

Lo podemos consumir de muchas maneras, hervido, en ensalada, como verdura; y si queremos concentrar sus propiedades podemos hacer un licuado. Un buen sistema de tomar apio es en forma de caldo vegetal, que es altamente depurativo.

Arrurruz

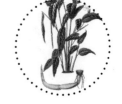

Marantha arundinacea

El arrurruz es un polvo blanco que se ha extraído de la raíz de la planta *Marantha arundinacea*, originaria de la zona oriental de la India.

Se puede utilizar como espesante en salsas y pasteles, así como en rellenos y púdings. Al tener un sabor absolutamente neutro, es un condimento espesante apto tanto para platos salados como dulces.

El arrurruz se gelifica a temperaturas inferiores a las de la harina o la maizena. Es un excelente espesante para los helados, ya que su consistencia especial hace que no se formen cristales de hielo, como sucede en muchos casos.

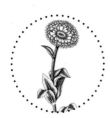

Caléndula

Calendula officinalis

Los pétalos son comestibles, aunque de sabor algo insípido, y se puede preparar un aceite de caléndula poniendo en maceración las flores secas en aceite de almendras dulces durante unas tres semanas.

Las preparaciones cosméticas que pueden hacerse con esta planta son numerosas y variadas.

Una sugerencia gastronómica es que se puede añadir como nota de color en las ensaladas.

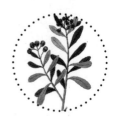

Canela blanca

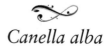

Canella alba

Originaria de las Bahamas. Se utiliza su corteza, que tiene un aroma que recuerda al de la canela. Se usa como tónico, aromático y estimulante. Se suele dar en combinación con otras plantas estomacales. Apta para platos dulces y salados.

Canela de Java

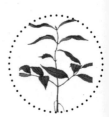

Cinnamomum burmannii
Cassia vera

Si hacemos caso de su segundo nombre, *vera*, nos encontraríamos con la canela genuina, pero en realidad no es así, aunque en la zona de Indonesia, Java, Sumatra y Burma la prefieren a la canela que nosotros conocemos. Al igual que en la canela, se utiliza la corteza de sus tallos.

Pertenece a la familia de las Lauráceas, y su sabor es muy similar al de la canela de Ceilán, tanto que si no nos lo advirtieran tomaríamos una por la otra. La gran diferencia con la de Ceilán es que *Cinnamomum burmannii* tiene una corteza mucho más gruesa y es algo más oscura, incluso rojiza de color, y es también más irregular, de forma que los rollos o barras de canela no son tan rectos como los de la de Ceilán.

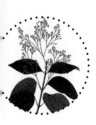

Canela de la India

Cinnamomum tamala

Esta especia, llamada también *laurel de la India*, y en lengua vernácula *tejpat* y *talishappattiri* pertenece a la familia de las Lauráceas. Tiene un fuerte sabor aromático mezcla de la canela y del clavo de olor, y es originaria de las faldas indias del Himalaya. Se utiliza en la confección de los platos a base de arroz y forma parte de las mezclas típica de la zona o masala.

Caña de limón

Cymbopogon citratus

Planta herbácea originaria de la India, llamada popularmente *citronela*. Se utilizan los tallos y las hojas verdes. Su sabor es fresco y alimonado.

Los estudios indican que reduce el colesterol entre 30-40 mg/l, disminuye la oxidación del colesterol LDL y los triglicéridos, y es útil en las personas con diabetes II. Tiene actividad sobre las células cancerosas, especialmente en el cáncer de hígado.

Además de sus propiedades terapéuticas, cabe destacar que es un excelente repelente de insectos, y se incluye en numerosos productos dedicados a repeler a los mosquitos, como velas, cremas y cosméticos.

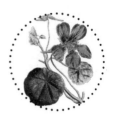

Capuchina

Tropaeolum majus

La capuchina es una bella planta originaria de Perú. Contiene derivados azufrados que le confieren su sabor y olor peculiar, pero sin embargo el más conocido principio activo de la planta es la glucotropeolina, que confiere a la capuchina un sabor picante que recuerda más al de la mostaza. Contiene gran cantidad de ácidos de sabor avinagrado, que le dan un aroma que recuerda mucho a la alcaparra, más apreciada.

Las flores, por su agradable sabor y su aspecto, sirven para adornar platos de carnes, pescados, verduras, ensaladas, etcétera.

LINIMENTO CAPILAR DE CAPUCHINA

He añadido de propia cosecha el ron blanco, pero hemos de asegurarnos que sea genuino de caña, que es el que nos interesa por sus principios nutritivos del cuero cabelludo.

- 500 centímetros cúbicos de alcohol 90 grados
- 150 gramos de hojas y frutos de capuchina
- 250 centímetros cúbicos de ron blanco, de caña

Se ponen en maceración todos los ingredientes en una botella de vidrio, durante un mínimo de 15 días. Luego se irá utilizando cada día, haciendo un masaje intenso del cuero cabelludo, o utilizando un cepillo algo duro, para que haga masaje sin dañar el cabello.

Cardamomo negro

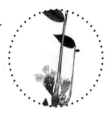

Amomum subulatum

También denominado del Nepal o de la India, y en lengua vernácula hindú lo denominan *Kali elaichi*, y *Bigillachi*. Se utilizan las semillas, pero se venden las vainas de sus legumbres, que tienen unos tres centímetros.

El cardamomo negro tiene un aroma parecido al genuino, aunque algo más alcanforado y como ahumado. Se ha considerado durante mucho tiempo como una adulteración del cardamomo genuino, pero esto no es cierto porque, aunque en muchos platos de cocina hindú se utilizan indistintamente una u otra especia, se ha de tener en cuenta que el cardamomo negro tiene en general un sabor bastante más intenso; es una especia más pura, aunque es una especia menos conocida.

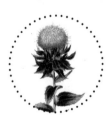

Cártamo

Carthamus tinctorius

El cártamo o alazor es una planta de origen mediterráneo, y de la cual se utilizan sus flores como sustituto del azafrán. Etimológicamente, su nombre deriva del árabe *kurthum*, que significa «tinte», porque ha sido una planta utilizada por los tintoreros para dar color amarillo a las telas.

Su sabor es casi nulo debido a que prácticamente no contienen ningún tipo de aceite esencial, pero su intenso color la hicieron una planta apreciada en otras épocas y hoy venida a menos.

Su color es debido a que contiene una gran cantidad de flavonoides, especialmente cartamina. En ocasiones se ha usado como adulterante del azafrán.

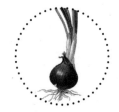

Cebolla

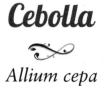

Allium cepa

Existe una gran variedad de cebollas: redondas, piriformes, alargadas, discoidales, dulces, picantes... Cuando están crudas, son usualmente picantes, pero una vez cocidas pierden su sabor picante y se tornan dulces y aromáticas, característica que hace que en la zona mediterránea la cebolla sea indiscutiblemente la reina de los sofritos.

Un buen sofrito no se ha de hacer con mucho aceite, porque entonces el gusto del aceite mata al de la cebolla. Las cebollas en sofrito se guisan hasta que queden «rubias», que es el momento en que se caramelizan y adoptan el sabor dulzón que tanto las caracteriza.

La cebolla combina con prácticamente cualquier alimento salado, y potencia el sabor de legumbres, verduras, sopas, ensaladas y platos con carne o pescado.

La cebolla deshidratada aún tiene más aroma que la fresca, y es un elemento útil para añadirla como condimento sin tener que perder mucho tiempo.

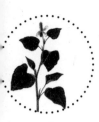

Cola de camaleón

Houttuynia cordata

Originaria de una amplia zona del este asiático, como China, Japón e Indochina. Se denomina en chino *Yu shing cao*, y en japonés *Dodukami*.

Se utilizan las hojas y los rizomas, variando su aroma entre el del coriandro, la naranja, el limón y el jengibre. Las hojas de esta planta se utilizan como aderezo en las ensaladas, y como acompañamiento (en crudo) de platos a base de pescado, principalmente.

Comino de Cachemira

Cuminum nigrum

Planta originaria del subcontinente indio, perteneciente a la familia de las Umbelíferas, y conocida en la India como *jeera*, o *jiira, comino negro* y *comino imperial*. Se utilizan sus frutos, que son de color marrón oscuro, de unos tres o cuatro milímetros de longitud. Su aroma es muy especial, desagradable para algunos, en todo caso muy fuerte, que cambia cuando se fríe o tuesta, dando un sabor como de fruto seco. Se utiliza en platos de arroz y de carne, y para la confección de salsas.

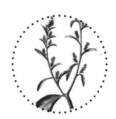

Epazote

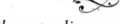

Chenopodium ambrosioides

Se utilizan sus hojas, tanto frescas como secas, pero mejor frescas, por lo que es recomendable su cultivo si nos gusta su aroma. No se ha utilizado mucho como especia ya que en dosis altas puede ser perjudicial, debido a su contenido en safrol y a que puede provocar alguna alteración sensorial. Tiene un aroma peculiar y desagradable para algunos, que recuerda a la ajedrea y la artemisa a la vez, intenso y aromático.

Se utiliza para aromatizar sopas y carnes, y en la confección del mole verde mexicano (que tiene tantas fórmulas como mexicanos). Se dice que si se cocina con judías secas, reduce la flatulencia.

Galanga

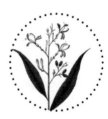

Kaempferia galanga

Planta originaria de África y del sur y sudeste de Asia. La galanga es una especia apreciada en todos los países orientales, y está emparentada con el jengibre. Se trata de una especie culinaria empleada para aromatizar el arroz.

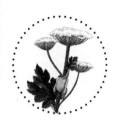

Golpar

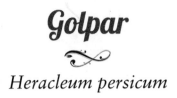

Heracleum persicum

Se trata de las semillas molidas de una planta originaria de Irán, muy poco común y muy poco conocida. Tiene un sabor intensamente aromático y algo amargo. Se utiliza como sazonador en ensaladas o legumbres, y en numerosos platos vegetarianos. Se suelen mezclar tres partes de golpar y una de sal, y se utiliza a modo de sal aromática.

Haba de Tonka

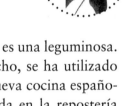

Dipteryx odorata

La semilla del haba de Tonka, o *cumarona*, es una leguminosa. Su sabor recuerda al de la vainilla; de hecho, se ha utilizado como sucedáneo de esta. Utilizada en la nueva cocina española como una nueva especia. Muy empleada en la repostería francesa.

Tiene cumarinas y puede interferir con la coagulación sanguínea.

Hisopo

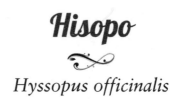
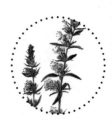

Hyssopus officinalis

Se trata de una especie mediterránea poco usada como planta aromática y condimentaria. Toda la planta desprende un intenso olor, bastante agradable, con sabor a la vez amargo, aromático, picante y algo alcanforado.

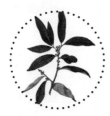

Hoja de curry

Murraya koenigii

Planta del sur de la India y de Ceilán, y a pesar de su denominación no tiene nada que ver con el curry, que es una mezcla de especias. Su aroma ni tan solo recuerda a esta mezcla sino a las mandarinas, no en vano pertenece a la misma familia que los árboles cítricos.

Es una planta que se ha de utilizar fresca, ya que la desecación hace perder su aroma. Una solución puede ser congelarla; es por ello que no se comercializa fuera de su área de origen.

Si tenemos la posibilidad de conseguirla, lo mejor es freír las hojas en aceite para que así se absorba todo su aroma. Se usan como acompañantes de platos de vegetales, y con el pollo.

Jengibre chino

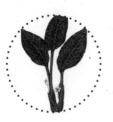

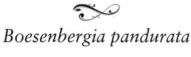

Boesenbergia pandurata

En idioma vernáculo la llaman *Suo Shi*; pertenece a la familia de las Zingiberáceas y guarda una cierta similitud con el jengibre original. Su rizoma se diferencia del jengibre en que es más estrecho, y en lugar de pequeños tubérculos emite unos «dedos» como si se tratara de la palma de una mano, de ahí que se la llame *raíz de dedos* en diversos idiomas, entre ellos el inglés (*fingerroot*). Estos «dedos» son los que se utilizan preferentemente para su uso culinario, porque tienen un aroma más intenso que la parte central del rizoma, que es mucho más suave.

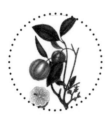

Kokum

Garcinia indica

La garcinia o melón amargo se ha utilizado en medicina como complemento para reducir el peso, debido a su alto contenido en ácido hidroxicítrico.

Las cortezas de este fruto son el kokum, y tienen un aspecto negruzco. Se utiliza en la confección de currys, y para platos dulces, como sazonador del yogur o de la repostería.

Limón de kaffir

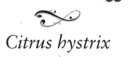
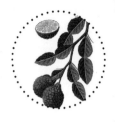

Citrus hystrix

Denominado *Shauk-un* en Burma, y *Bai makrut* en Tailandia. Se usan las hojas, los frutos y, muy especialmente, la corteza. Es una especie indispensable en la cocina tailandesa, especialmente en las cremas y salsas agridulces y en las sopas, combinando con el ajo, el jengibre, la cúrcuma y la galanga. Se utiliza además como condimento para platos de pollo y de pescado.

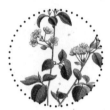

Mahaleb

Prunus mahaleb

Originaria del Próximo y Medio Oriente, y de Europa oriental. Se utiliza el endocarpio del fruto, o sea, la almendra que está en el interior del hueso de esta cereza, denominada también *cereza turca*. Su sabor es amargo y aromático a la vez, y se utiliza en repostería y en la confección de panes y roscos.

Mirra de olor

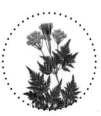

Myrrhis odorata

Se utiliza más como planta de olor que de sabor, pero que a falta de especias exóticas, se utilizó durante centurias como aderezo culinario, y por ello también se llamaba *perifollo aromático*. Tiene un sabor intermedio entre el regaliz y el anís. Puede combinarse en repostería casera como roscos y pastas, y también para la cocción de viandas, especialmente las carnes rojas. Generalmente se usa en combinación con otras hierbas como el perejil, el comino, el clavo de olor o la nuez moscada.

Mirto

Myrtus communis

Originaria de la cuenca mediterránea. Del mirto se utilizan las hojas, aunque también sus bayas. Su aroma, con tonos alcanforados, recuerda a la mirra, a la trementina y al eucalipto, con un sabor muy amargo e intenso, no apto para todos los paladares. Puede utilizarse en platos de carne y volatería en escasa cantidad. Una recomendación es poner las hojas de mirto en el asado de estos productos, y a media cocción retirarlas. Otra opción mucho más interesante es añadir hojas y ramas de mirto a las brasas para que durante la cocción se impregne del aroma.

Mirto alimonado

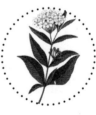

Backhousia citriodora

Originaria de Australia, del estado de Queensland. Su sabor es intensamente aromático y a limón, cálido. Se ha utilizado para aromatizar la volatería y los mariscos, donde el sabor del limón casa muy bien. Si tenemos oportunidad de conseguirla, podemos añadirla en maceración al vinagre, al que le da un sabor más intenso a limón que el mismo limón, y eso que no pertenece a la familia de este conocido cítrico.

Mirto holandés

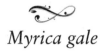

Myrica gale

Sabor aromático que nos recuerda a la vez al mirto y al laurel. Es considerada como una especia menor, porque la utilizaron durante siglos los campesinos que no podían comprarse las verdaderas especias, mucho más caras. Algunas cervezas se aromatizan con esta planta, y posiblemente es su utilización más extendida.

Olivas

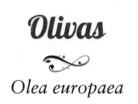

Olea europaea

El origen de las olivas para uso culinario se pierde en la noche de los tiempos, como mínimo a tres mil años antes de nuestra era. Las aceitunas son un complemento muy interesante en la cocina, tanto para añadir como una verdura o aderezo más, como para confeccionar salsas de sabores intensos. Para ello sirven tanto las aceitunas blancas como las negras, y precisamente su variedad puede permitirnos cambiar el sabor discretamente, sin cambiar de aderezo.

Las olivas en salmuera son un aderezo típico de España, posiblemente el país del mundo donde más se consumen, aunque también son muy apreciadas en Grecia y en Marruecos.

Pandano

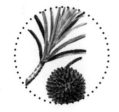

Pandanus amaryllifolius

Esta especie, denominada también *Ketaky*, *daum poandan* y *Beay tokey*, es originaria del sur y sudeste asiático, de la zona de la India e Indochina. Se utiliza en la India para aromatizar los postres y dulces, especialmente aquellos hechos con queso fresco, a los que da un aroma floral muy característico. También sirve para aromatizar el arroz, junto con otras especias como el cardamomo y la cúrcuma.

Pepinillo

Cucumis sativus

El pepinillo, o sea, el pepino macerado en vinagre, es el producto de recoger los frutos verdes, bastante tiempo antes de la maduración, cuando tienen el tamaño de aproximadamente un dedo.

Es esencialmente aperitivo, pero esto es debido más a su contenido en vinagre que al pepino en sí, que tiene una facultad bastante neutra. Entran en la confección de ensaladas, o de salsas frías y pueden ser un buen sustituto de las alcaparras.

En los países nórdicos tienen un gran aprecio por los pepinillos a la hora de preparar los sándwiches y canapés con pescado seco o ahumado.

Perilla

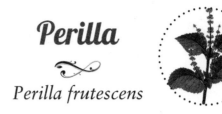

Perilla frutescens

Originaria del sudeste asiático, recibe nombres como *albahaca de la China* o *sésamo salvaje*. Se utilizan de ella especialmente las hojas frescas, existiendo variedades de hojas verdes y otras de hojas rojas. Su sabor es como una mezcla de canela, comino y regaliz. Contiene un edulcorante potente que se está utilizando en Japón, que se calcula en más de mil veces más dulce que el azúcar; los edulcorantes sintéticos corrientes tienen una potencia endulzante entre cien y trescientas veces la del azúcar.

En la cocina se puede utilizar en platos de pasta, y en los rollos de primavera chinos, así como en las sopas. La cocina japonesa, que es más bien parca en especias, ha adoptado esta planta en la confección del sushi y la tempura, así como en las mezclas de verduras marinadas y en la preparación de las ciruelas umeboshi, típicas de la cocina macrobiótica, y que son ciruelas verdes fermentadas y en conserva.

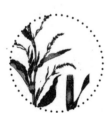

Pimienta acuática

Polygonum hydropiper

Se usa tradicionalmente tanto en Europa como en muchas zonas del Extremo Oriente y es una planta común en nuestro país. Se utilizan de ella, al igual que los berros o el mastuerzo, las hojas frescas. La planta es discretamente aromática y amarga, pero ante todo bastante picante, debido a su contenido en un sesquiterpeno denominado *tadeonal*.

Es especialmente utilizada en las sopas de la cocina vietnamita, y muy olvidada por todas las demás. Se utiliza especialmente para aromatizar sopas de pasta, pero también como aderezo de carnes y mariscos.

Pimienta de cubeba

Piper cubeba

También denominada *cubeba*, o *pimienta de Java*, pertenece a la familia de las Piperáceas, y se utilizan los frutos, que tienen un pedúnculo o rabo. Son algo más grandes que los granos de pimienta, y también más estriados y arrugados. Al igual que la pimienta es picante y aromática, aunque tiene más aroma, y es bastante más amarga, lo que la hace menos popular que la primera. Hace unos siglos se comercializó bastante como sustituto de la pimienta original, y hoy en día se sigue utilizando en los países del Magreb. Se usa de igual modo que la pimienta.

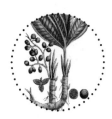

Pimienta roja

Amomum melegueta

Denominada también *granos del Paraíso* o *pimienta de Guinea*, crece en África central y occidental. Se trata de una especie de sabor intensamente aromático y muy picante.

Los granos del paraíso se parecen bastante a los del cardamomo, tanto en tamaño como en aspecto, pero no tienen una superficie rugosa. Las semillas son variables en tamaño, aunque generalmente tienen unos dos milímetros de longitud. Se utilizaron hace ya siglos para realizar un vino afrodisíaco con la adición de jengibre y canela.

Pimienta de Etiopía

Xylopia aethiopica

Planta de la zona tropical de África, también se denomina *pimienta de Kani* o *pimienta del Senegal*. Se utilizan los frutos, que son de unos cinco milímetros de longitud, y de forma arriñonada. Están contenidos en unas vainas cilíndricas de medio centímetro de longitud. Su sabor es picante, amargo y aromático. En otros tiempos la *Xylopia* era un adulterante de la pimienta. Su utilización culinaria es la misma que la pimienta.

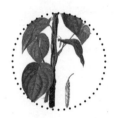

Pimienta larga

Piper longum

Recibe muchos nombres como *pipoli*, *pipali* o *pippool* en la India, *biba* en China, *cabebali* en Indonesia, etc. Se utilizan de ella las bayas, que tienen forma cilíndrica o de rodillo. Es una planta perteneciente a la familia de las Piperáceas, como la pimienta. Su sabor es cálido y dulcemente aromático, pero también picante, más incluso que la pimienta.

En la cocina combina excelentemente con platos de carne, de patatas, en encurtidos y muy especialmente de quesos.

Pimienta de Tasmania

Tasmannia lanceolata

Es una planta del contienente australiano, de la cual se utilizan sus bayas secas, que se parecen a la pimienta negra en color, forma y tamaño. Tiene un sabor picante, aunque tardío, ya que la primera sensación que recibimos es la de su aroma, la segunda el picor, y al final queda una sensación como de anestesia u hormigueo muy especial. Se utiliza casi exclusivamente en el aderezo de carnes y de hamburguesas.

Salam

Eugenia polyantha

Originaria del archipiélago indonésico. Especia poco conocida y utilizada moderadamente en la zona de origen, más para platos salados que dulces. Sus hojas se secan, y en ese momento adoptan una coloración marrón oscura. Se la denomina también *laurel de Indonesia*. Su aroma es intenso y algo ácido. Botánicamente guarda más relación con el clavo de olor (*Eugenia cariophyllatta*).

Salvia

Salvia officinalis

Se utilizan sus hojas. Su sabor recuerda para algunos el del romero y la lavanda a la vez, y tiene unas esencias de tipo alcanforado, ambarino y penetrante. En la cocina italiana, la salvia se utiliza para aderezar platos de carne y de aves, aunque como podemos ver, también combina de forma excelente con la pasta. Es famoso el plato de la Saltimbocca, en la cual la carne de ternera se sirve aderezada con salvia y salsa de vino tinto.

Sasafrás

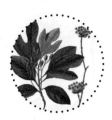

Sassafras albidum

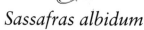

Originaria de Norteamérica. Se utilizan especialmente las hojas, ya que la raíz, aunque tiene el mismo aroma, es además intensamente amarga. Forma parte de la cocina creole, extendida también a las Antillas, y el sasafrás, aunque es una especia poco conocida, es la única que tiene su origen en Estados Unidos. Combina correctamente con platos de pescado, y sus sopas, así como con el arroz. Se mezcla con otras especias como el pimentón dulce y picante y las cebollas.

Serpol

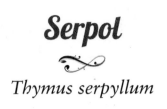
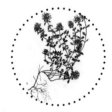

Thymus serpyllum

Tiene el aroma balsámico del tomillo, pero con esencias que nos recuerdan a la melisa y al limón. La forma de utilizarlo es idéntica a la del tomillo, y sirve indistintamente. Es muy útil para la preparación del bouquet garni, de marinadas y vinagretas, y para los estofados de verduras o de carnes, mucho menos los de pescado.

Una forma tradicional de aromatizar los platos con serpol consiste en hacer previamente una fritura con una buena cantidad, hasta que esté tostado, separando entonces la planta y utilizando el aceite para la realización del plato.

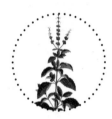

Tulasi

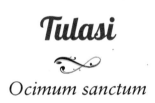

Ocimum sanctum

También llamada *albahaca morada*, es un tipo de albahaca que en la India no se usa en cocina, debido a su carácter ritual y sagrado, ya que se emplea para la fabricación de inciensos y sahumerios. Tiene un sabor muy diferente a otras especies de albahaca y en en Tailandia, donde la llaman *Kraphao* y no es sagrada, se consumen sus hojas como condimento. Es algo picante y menos aromática que la albahaca, y según la medicina ayurvédica es un secreto de longevidad.

El Phat Kraphao es un guisado tailandés de cerdo o pollo muy especiado.

Es un excelente repelente de insectos.

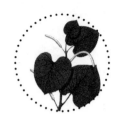

Yerba santa

Piper auritum

Es una planta de origen tropical, y más concretamente de México y de Centroamérica, donde se llama *acuyo*. Se utilizan las hojas frescas. Su sabor es intensamente aromático y nos recuerda al de la pimienta, la nuez moscada y al anís, pero con una intensidad realmente interesante. No es una especia muy utilizada, y la zona donde más se utiliza es México, aunque no en todos sus estados. Forma parte de muchas de las mezclas del mole verde, popular del estado de Oaxaca.

Zumaque

Rhus coriaria

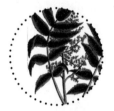

Originaria de la cuenca mediterránea. De ella se utilizan los frutos secos, de color purpúreo, que tienen un sabor áspero y ácido a la vez, debido a su alto contenido en taninos y ácidos vegetales. Es tan alto su contenido en taninos, que los griegos y los romanos la utilizaron para curtir las pieles, de lo cual deriva su nombre científico de *coriaria* («para el cuero»). Debido a su sabor avinagrado, se utiliza para aderezar los aperitivos, desde olivas a pepinillos y cebolletas. Forma parte además de muchos platos de arroz, y del famoso kebab turco y libanés, así como en las mezclas de especias que se utilizan para asar las carnes.

13

Prepara tus especias en casa

···

Las especias son verdaderos tarros de esencias, y con muy poca cantidad nos dan mucho. Cuando las compramos y las olemos, tienen un cierto olor aromático; pero los aromas se pierden en el aire; la especia en sí no es comestible, es dura, leñosa, difícil de digerir tal cual.

> *Dado que los aromas son aceites volátiles, terpenos y alcoholes que en cuanto molemos la especia empiezan a degradarse muy rápidamente, es muy importante disponer de la especia entera.*

El ejemplo más claro lo tenemos en el gusto de la pimienta molida, comparándolo con la que podemos sacar de un molinillo de pimienta entera; el sabor es diferente.

La especia seca, sobre todo cuando es un grano o semilla, acaba formando una costra seca, protectora de la evaporación, que guarda en su interior un precioso tesoro de olor y sabor. Por ello, si es posible, compraremos las especias enteras, y las guardaremos en frascos de vidrio herméticos (que abriremos poco), en un lugar fresco y oscuro.

Hemos elaborado una lista básica de especias que te exponemos en el recuadro de la página siguiente. Todas ellas las has de tener en casa, para que puedas empezar a hacer mezclas sabrosas (porque lo ideal es elaborar nuestras propias fórmulas, mezclando sabores y juntando especias afines).

LISTA BÁSICA DE ESPECIAS

- Ajo
- Albahaca
- Anís verde
- Azafrán
- Canela
- Cardamomo
- Chile
- Clavo
- Comino
- Cúrcuma
- Jengibre
- Laurel
- Nuez moscada
- Orégano
- Perejil
- Pimentón
- Pimienta
- Romero
- Sésamo

Utensilios

Mano y mortero

Es el sistema clásico, y no solo nos sirve para triturar las especias en seco, sino que nos puede ser muy útil para hacer líquidos y pastas de especias. La mezcla se puede alargar con salsa de tomate, ajo, leche de coco, aceite, crema de sésamo, salsa de soja, pulpa de tamarindo, frutas o muchos otros componentes con mayor humedad, y de esta manera se hace una salsa o concentrado. Todo es cuestión de imaginación.

El mortero ha de ser de cerámica, y la mano de madera. En este caso lo mejor es respetar la tradición.

El molinillo de especias

También podemos hacer mezclas de pimientas, o de semillas, para lograr sabores originales en el molinillo. Es útil para pimientas, anises, cominos y otras pequeñas semillas. Sin embargo, las especias más húmedas no suelen pasar bien por el molinillo, por lo que a la hora de hacer una mezcla pensaremos en ello, así como también en que la especia tenga un tamaño adecuado. Por ejemplo, la pimienta de Jamaica es gruesa, y no se muele bien, la pimienta de Sichuan es un hollejo, y se puede atascar en el molinillo.

El molinillo de café

Si utilizas molinillos eléctricos, podemos trocear las especias, o bien convertirlas en polvo muy fino. El resultado no es el mismo, haz la prueba.

No necesitamos gran cosa, el molinillo del café es una solución muy rápida, pero si lo hemos utilizado para el café o para otras especias deberemos limpiarlo y secarlo bien antes de volverlo a utilizar. Los aromas son volátiles, pero a veces excesivamente persistentes.

Tostado de las especias

Las sartenes más clásicas y baratas para tostar las especias son las de hierro, pero son mejores las de acero inoxidable. Recomendamos evitar las de teflón.

La sartén ha de estar bien caliente, y se echan las especias removiendo constantemente hasta que empecemos a oler el aroma cuando empieza a volatilizarse. Si están las especias bien doradas, es el momento de retirar la sartén y moler la mezcla.

Las especias no se han de quemar, sino que han de tostarse ligera o moderadamente, nunca en exceso, porque la especia que ha terminado quemada o carbonizada ha perdido su aroma.

Procuraremos que todas las especias tengan un tamaño similar; por ejemplo, la canela la hemos de trocear hasta alcanzar el tamaño de las otras especias.

Si tienes cinco minutos en la preparación de tu comida, prepara una mezcla de especias y las pones a tostar ligeramente en una sartén pequeña; echa las especias enteras, esto la activa, ayuda a mezclar los sabores y le da un aroma profundo; prepara los aceites esenciales para que literalmente nos estallen en la boca. Seguidamente se muelen las especias y se añade al alimento. Toda la mezcla que nos sobre, la podemos guardar en un frasco pequeño y la iremos utilizando en el plazo de uno o dos meses.

Otra forma de cocinar las especias es friéndolas. Esto sirve en el caso de los chiles, el achiote y muchas semillas, ya que las calentamos con un excelente disolvente, el aceite, con el que luego prepararemos el plato.

14
Salsas y mezclas de especias

. . . .

*C*ocineros y gastrónomos nos dirán que elaborar mezclas de especias es un arte, un arte de verdadero equilibrio.

Las especias forman parte de las culturas de todo el mundo, donde especias viejas y nuevas se han adaptado para crear mezclas archifamosas como los currys o los masalas de la India, los escabeches, los mojos; pero también mezclas menos conocidas de las culturas persa, caribeña, argentina, japonesa o africana.

Te proponemos dar una vuelta al mundo de sabores, con mezclas tradicionales de cada lugar del planeta.

Mezclas complejas de especias, que nos han de servir como orientación para dar luego nuestro toque personal en la combinación de los diferentes elementos que la componen.

ADVIEH

Mezcla de especias de origen mesopotámico que sirve tanto para aderezar el arroz como las carnes.

Advieh-e-polo

- CARDAMOMO VERDE
- CANELA
- CLAVOS DE OLOR
- CÚRCUMA
- PÉTALOS DE ROSA

Mezclamos a partes iguales y finamente molidos los ingredientes anteriores para obtener el Advieh con el que sazonaremos los arroces.

Advieh-e-koresh

Obtendremos una mezcla ideal para sazonar los asados de carne, si a los anteriores ingredientes añadimos además, también a partes iguales:

- JENGIBRE
- AZAFRÁN
- NUEZ MOSCADA
- PIMIENTA
- SÉSAMO

BAHARAT

Esta mezcla nos llega del golfo Pérsico, y se usa para aderezar cuscús, verduras y carnes.

- 50 GRAMOS DE PIMENTÓN (DULCE Y/O PICANTE)
- 15 GRAMOS DE PIMIENTA NEGRA
- 10 GRAMOS DE CLAVO DE OLOR
- 10 GRAMOS DE NUEZ MOSCADA
- 10 GRAMOS DE COMINO NEGRO (*NIGELLA*)
- 10 GRAMOS DE CANELA
- 10 GRAMOS DE CARDAMOMO
- 10 GRAMOS DE SEMILLAS DE COMINO

Se recomienda primero sofreír la mezcla de las especias molidas con un poco de mantequilla o aceite, que se esparce encima del plato.

BEREBER

Del Cuerno de África nos llega esta mezcla usada tradicional en el condimento de carnes, especialmente el cordero.

- 50 GRAMOS DE CHILE MOLIDO
- 35 GRAMOS DE PIMIENTA NEGRA MOLIDA
- 25 GRAMOS DE PIMIENTA DE JAMAICA MOLIDA
- 15 GRAMOS DE CARDAMOMO MOLIDO

Si disponemos de las especias en semilla, primero las tostamos ligeramente en la sartén, y luego las molemos.

BOUQUET GARNI

Es una especialidad de la cocina francesa. Se utiliza para añadir a caldos y guisados, y su preparación es sumamente sencilla.

- 1 PUERRO
- 1 RAMILLETE DE PEREJIL
- 1 RAMITA DE ROMERO
- 2 HOJAS DE LAUREL
- 1 RAMILLETE DE TOMILLO

Se abre el puerro para sacar solo la cobertura exterior, y en su interior ponemos, bien apretaditos, un ramillete de tomillo entero, el romero, dos hojas de laurel, una rama de apio y un ramillete de perejil. Se introduce en la cobertura del puerro y luego se cierra con un hilo o cuerda de cocina, cerrándolo un poco por todas partes para que no se deshaga. Y se mete en el caldo de cocción.

CHIMICHURRI

La salsa chimichurri es toda una institución en Argentina. Se puede hacer con hierbas aromáticas frescas o secas, y su preparación es facilísima y rápida, y puede ser dulce o picante; un poco de ardor no le va nada mal.

- 2 TAZAS DE PEREJIL PICADO
- 1 TAZA DE ORÉGANO FRESCO PICADO (O 3 CUCHARADITAS DEL SECO)
- 4 DIENTES DE AJO, PICADOS
- 1 CUCHARADITA DE PIMIENTA NEGRA MOLIDA
- ½ CUCHARADITA DE SAL
- ½ CUCHARADITA DE PIMENTÓN O DE CHILE PICANTE

- 1 CEBOLLITA, PICADA FINAMENTE
- 6 CUCHARADAS DE VINAGRE DE VINO TINTO
- 1 TAZA DE ACEITE (MEJOR DE OLIVA VIRGEN)

Se pasan por la batidora o picadora los ingredientes sólidos, hasta que queden finamente picados, pero no como un puré. Se añade poco a poco el vinagre, y en segundo lugar el aceite, removiendo para que quede una mezcla homogénea.

Ya está lista para servir, pero si la dejamos reposar mejorará. Con dos a cuatro horas basta, con 24 a 48 horas de reposo en fresco o en el refrigerador es mejor aún.

Se conserva entre 7 y 15 días en lugar fresco.

Sirve tanto para carnes rojas, aves, pescados y hortalizas que queramos hacer a la brasa. En primer lugar se untan los alimentos antes de pasarlos por el grill, y después se puede añadir otro tanto, cuando el alimento ya esté cocinado y en el plato.

CINCO ESPECIAS CHINAS

Esta mezcla se utiliza como aderezo tradicional para carnes, pescados, legumbres y verduras, incluso para platos dulces. Se mezclan a partes iguales las cinco especias.

- PIMIENTA NEGRA
- PIMIENTA DE SICHUAN
- CANELA
- CLAVOS DE OLOR
- ANÍS ESTRELLADO O BADIANA

COLOMBO

Esta receta típica de la mezcla de especias de la cocina creole nos llega del Caribe y sirve para carne y pescado.

- 50 GRAMOS DE CORIANDRO
- 50 GRAMOS DE CÚRCUMA
- 30 GRAMOS DE PIMIENTA NEGRA
- 20 GRAMOS DE COMINO
- 15 GRAMOS DE PIMENTÓN DULCE
- 10 GRAMOS DE JENGIBRE
- 5 GRAMOS DE CHILE PICANTE
- 5 GRAMOS DE CARDAMOMO
- 5 GRAMOS DE CANELA

CREOLE

Una mezcla poderosa y ardiente de la cocina Jamaicana. Sirve para verduras, legumbres y carnes, no tanto en los pescados.

- 50 GRAMOS DE GUINDILLAS
- 35 GRAMOS DE PIMIENTA DE JAMAICA
- 20 GRAMOS DE COMINO
- 15 GRAMOS DE CORIANDRO (O 35 GRAMOS DE CILANTRO EN HOJA)

CURRY

El curry en realidad no existe como combinación especial, ya que es una forma de mezclar las especias. Aunque normalmente lo encontraremos en una mezcla en polvo determinada, también podemos hacerlo en casa o, como hacen en la India, hacer salsas y pastas de curry para añadir a los alimentos.

Curry de Madrás

El de Madrás es el curry que lleva más chile picante.

- 50 GRAMOS DE CÚRCUMA
- 50 GRAMOS DE CORIANDRO
- 50 GRAMOS DE COMINO
- 20 CARDAMOMOS
- 5 CLAVOS DE OLOR
- 25 GRAMOS DE SEMILLAS DE MOSTAZA
- 15 GRAMOS DE SEMILLAS DE FENOGRECO
- 15 HOJAS DE CURRY
- 2 RAMAS DE CANELA
- 35 GRAMOS DE PIMIENTA DE CAYENA

Para pollo, cerdo, ovino o vacuno, y con verduras y hortalizas.

Curry dulce

- 100 GRAMOS DE CÚRCUMA
- 40 GRAMOS DE CARDAMOMO
- 20 GRAMOS DE ANÍS ESTRELLADO
- 25 GRAMOS DE PIMENTÓN

Curry picante

Otra propuesta de curry picante, no tanto como el de Madrás.

- 100 GRAMOS DE CÚRCUMA
- 40 GRAMOS DE CORIANDRO EN POLVO
- 30 GRAMOS DE CARDAMOMO EN POLVO
- 30 GRAMOS DE JENGIBRE EN POLVO
- 10 GRAMOS DE PIMENTÓN PICANTE

DAGA

La daga tanto es dulce como picante y es ideal con el cuscús.

- 50 GRAMOS DE COMINO
- 35 GRAMOS DE PIMENTA NEGRA
- 35 GRAMOS DE CANELA
- 25 GRAMOS DE PIMIENTA ROJA
- 30 CLAVOS DE OLOR
- 1 NUEZ MOSCADA

Se mezclan todos los ingredientes hasta conseguir un polvo fino. A estos ingredientes les falta el chile, que se añadirá en función del gusto.

DUKKA

Esta mezcla originaria de Egipto se añade al pan, a las verduras y a los platos de cordero.

- 50 GRAMOS DE TOMILLO
- 30 GRAMOS DE COMINO
- 20 GRAMOS DE PIMIENTA NEGRA
- 5 GRAMOS DE CLAVO DE OLOR

ENCHILADAS

Receta original de México para sazonar burritos, enchiladas y nachos.

- 40 G DE CHILE EN POLVO
- 40 G DE ORÉGANO
- 20 G DE CORIANDRO
- 20 G DE COMINO

Tostar en la sartén todos los ingredientes antes de molerlos finamente. La cantidad de chile variará en función de la potencia de ellos.

ESCABECHE

Escabechar los alimentos es una magnífica forma de conservarlos, y no deja de tener una gran relación con los alimentos marinados. Es una sazón de la cocina española que tiene en común el contener mucho ajo y pimentón, vinagre y aceite, todo ello combinado con plantas aromáticas, y lo podemos hacer de la siguiente manera:

- 1 CABEZA DE AJOS
- 1 RAMILLETE DE TOMILLO
- 1 RAMILLETE DE AJEDREA
- 5 O 7 HOJAS DE LAUREL
- PIMIENTA NEGRA
- PIMENTÓN DULCE, AUNQUE TAMBIÉN PUEDE SER PICANTE
- UN POCO DE HARINA
- VINAGRE, ACEITE Y SAL

Se sofríen ligeramente los ajos en aceite, que se ponen con la piel y enteros, incluso la cabeza entera. Cuando están rosaditos, se añaden todas las hierbas aromáticas (las que se relacionan en los ingredientes u otras más si dejamos volar la imaginación y el gusto), para que se tuesten ligeramente, sin quemarse. Mientras tanto, pondremos en un vaso la mitad de agua y la mitad de vinagre, y añadiremos dos cucharadas grandes de pimentón dulce y una cucharadita de harina, removiendo todo.

Cuando las hierbas están tostadas, se añade el vaso de agua y vinagre al sofrito, removiendo ligeramente durante un minuto, hasta que el conjunto hierva. Se rectifica de sal y de agua o vinagre, según el gusto, y en un par de minutos está listo.

Sirve para adobar carnes y pescados (sardina, bonito... que previamente han de estar fritos o cocinados); hemos de cubrirlos con el escabeche, y así se conservan mucho más tiempo.

Si deseamos un escabeche picante, recomiendo añadir alguna guindilla antes que pimentón picante, ya que nos permitirá modular mejor el grado de picor que deseamos que tenga el plato.

Se guarda en sitio fresco.

FINAS HIERBAS

Consiste en una delicada mezcla de las hierbas más tiernas, picadas muy finas:

- PEREJIL
- PERIFOLLO
- CEBOLLINO
- ESTRAGÓN

La alquimia de esta mezcla tiene un centenar de usos, desde aromatizar huevos escalfados hasta condimentar lenguado o cualquier otro pescado delicado, acompañado con una salsa de crema. También son deliciosas con mantequilla derretida y un chorrito de zumo de limón, rociándola sobre pollo asado, a la parrilla o frito.

Un clásico es el queso a las finas hierbas:

Queso a las finas hierbas

- QUESO CREMOSO (COMO MASCARPONE O REQUESÓN)
- CEBOLLINO
- AJO TRITURADO
- ESCALONIA
- PIMIENTA BLANCA
- NUECES FINAMENTE PICADAS U OTRO FRUTO SECO

Se mezcla el queso con los ingredientes finamente picados. Se guarda unos días en la nevera, no más. Se puede intentar hacer con gran cantidad de especias, aunque esta es la fórmula tradicional. También se puede añadir alcaravea, perejil o ajedrea.

GUACAMOLE

Es difícil encontrar el punto exacto de las especias para hacer un guacamole, que consiste en aguacate triturado, cebolla, pimiento y tomate, al cual se le puede añadir este sazonador:

- 1 CUCHARADITA DE JENGIBRE MOLIDO
- 3 CUCHARADITAS DE AZÚCAR
- 1 CUCHARADITA DE COMINO
- 1 CUCHARADITA DE PIMIENTA BLANCA MOLIDA
- 1 CUCHARADITA DE AJO EN POLVO
- 1 CUCHARADITA DE CEBOLLA DESHIDRATADA EN POLVO
- 1 CUCHARADITA DE PIMENTÓN DULCE
- 1 ½ CUCHARADITAS DE SAL
- 2 PIMIENTAS DE CAYENA EN POLVO (O PIMENTÓN PICANTE)

Se puede guardar un tiempo en un frasco hermético; si añadimos unos granos de arroz a la mezcla se conservará mejor.

HARISSA

La salsa o pasta harissa es muy popular en el Magreb, y es uno de los sazonadores en los platos tradicionales como el cuscús o el tahine. Es una salsa que se elabora generalmente con pimientos secos, usualmente picantes. En general, se trata de una salsa muy picante (la raíz *har*, en árabe, significa «picante», por lo que una salsa harissa que no pique, por definición, es otra cosa). Si deseamos reducir su fuerza, podremos reducir la guindilla poniendo en su lugar algo de pimiento rojo dulce o pimientos asados, que en los países de origen con frecuencia es ahumado (en España nos puede servir el pimentón de la Vera). Habremos de buscar el equilibrio entre pimientos dulces y picantes en función de nuestra capacidad de aguante. Existen tantas harissas como magrebíes, y es una salsa de realización rápida y fácil.

Al tener consistencia pastosa, no se aplica directamente sobre el alimento, sino que previamente se disuelve un poco de esta pasta en el caldo, que luego se añade al alimento.

- 100 GRAMOS DE PIMIENTOS SECOS PICANTES
- 100 GRAMOS DE PIMIENTOS SECOS DULCES
- 1 DIENTE DE AJO
- 1 CUCHARADITA DE COMINOS
- 1 CUCHARADITA DE SEMILLA DE CORIANDRO
- 1 CUCHARADITA DE ALCARAVEA
- 1 CUCHARADA DE PIMENTÓN (MEJOR AHUMADO)
- 1 CUCHARADA DE ZUMO DE LIMÓN
- 20 MILILITROS DE ACEITE DE OLIVA
- SAL AL GUSTO

Pon en remojo los pimientos secos unas horas, habiendo tenido la precaución de retirar todas las semillas de los pimientos. Después, mezcla todos los ingredientes en la batidora, aunque previamente tuesta en la sartén los cominos y el coriandro. Se puede guardar bastante tiempo en el refrigerador, y si la haces de un día para otro mezclará mucho mejor los sabores.

Hierbas provenzales

Una receta francesa tremendamente fácil, que consiste en mezclar, a partes iguales, las siguientes plantas, todas ellas secas:

- Albahaca
- Orégano
- Perejil seco
- Tomillo
- Romero

Para guisados, pizzas, y todo tipo de platos al horno. Si queréis, podéis incluir ajedrea y mejorana, también a partes iguales.

Jerk

Típica de Jamaica, se utiliza para marinar el pollo (posiblemente el plato más internacional de Jamaica), aunque también otros tipos de carnes, como pavo, cerdo y también vacuno. En Jamaica es una mezcla explosiva, porque se ponen chiles de altísimo poder picante; en esta receta la hemos suavizado, para no matar de gusto al lector. Nos da un sabor típico y original del Caribe.

- 5 cebolletas verdes
- 2 cucharaditas de pimienta de Jamaica, molida
- 1 cucharadita de nuez moscada molida
- 1 cucharadita de canela molida
- 1 cucharadita de jengibre, mejor fresco y rallado
- 3 dientes de ajo
- 2 a 4 pimientas de cayena, u otro tipo de chile
- 2 cucharaditas de tomillo, mejor fresco
- 1 cucharada de azúcar moreno

- 1 CUCHARADITA DE SAL
- ½ TAZA DE ZUMO DE NARANJA (O DE LIMA)
- ½ TAZA DE VINAGRE DE SIDRA
- 4 CUCHARADAS SOPERAS DE SALSA DE SOJA
- 2 CUCHARADAS SOPERAS DE ACEITE

Una forma de prepararla es sofriendo los ingredientes muy ligeramente en aceite y luego se pasa por la batidora hasta formar una mezcla homogénea. Podemos prescindir de la sartén y triturar directamente los ingredientes. Se pone la carne a marinar toda la noche, y al día siguiente se cocina, generalmente a la brasa.

MASALA

Los masalas son las mezclas de la cocina hindú; de hecho *masala* significa «mezcla de especias». A continuación describimos algunas de las conocidas, desde la que es útil tanto para platos de verdura y arroz como de repostería (la receta simple) a la Chai Masala, que significa «té de mezcla de especias» (que en España llamamos simplemente *té chai*), pasando por la Garam Masala, una variante más sofisticada que la primera propuesta.

Masala (receta simple)

- 35 GRAMOS DE CANELA EN POLVO
- 25 GRAMOS DE CARDAMOMO MOLIDO
- 20 GRAMOS DE LAUREL EN POLVO
- 10 GRAMOS DE CLAVO DE OLOR

Mezcla simple y dulce de masala, útil tanto para platos de verduras y arroz como de repostería.

Chai Masala

- 2 CUCHARADAS DE TÉ
- 1 SEMILLA DE CARDAMOMO
- 2 CLAVOS DE OLOR
- 1 RAMA DE CANELA
- 1 TROCITO DE JENGIBRE
- 4 TAZAS DE AGUA
- 1 TAZA DE LECHE
- AZÚCAR

Es de fácil preparación y no tiene especias raras, su sabor es delicioso y aunque tiene té, se parece poco a la bebida. Opcionalmente, podemos poner cuatro granos de pimienta negra.

Se hierven cinco minutos todas las especias, luego se añade la leche y se espera a que hierva, finalmente se añade el té y se apaga el fuego dejando reposar la mezcla. Unos minutos más tarde se filtra y listo. Tradicionalmente se pone el azúcar antes, con la leche, y en general se añade mucho azúcar; pero personalmente prefiero añadirlo al final. Se sirve muy caliente.

Garam Masala

- 2 CUCHARADAS DE SEMILLAS DE CORIANDRO
- 2 CUCHARADAS DE CÚRCUMA EN POLVO
- 1 CUCHARADA DE COMINOS
- 1 CUCHARADA DE CARDAMOMO
- 1 CUCHARADA DE PIMIENTA NEGRA
- 1 CUCHARADA DE SEMILLAS DE HINOJO
- 1 CUCHARADA DE MOSTAZA EN GRANO
- 1/2 CUCHARADA DE DE CLAVOS DE OLOR
- 2 CHILES, SIN SEMILLA

Pon todos los ingredientes, excepto la cúrcuma, en una sartén y los tuestas moderadamente, un par de minutos. Muele luego los ingredientes con el molinillo de café hasta dejar un polvo muy fino y añade finalmente la cúrcuma. Es delicioso si lo preparamos al instante, pero podemos guardar la mezcla hasta un mes en un frasco.

Mojo

Los mojos son la salsa típica de Canarias, y sirven para mojar cualquier alimento, especialmente las famosas *papas* arrugadas.

En general se considera que el mojo verde es más apto para verduras y pescado, mientras que el rojo se usa más en carnes; aunque ambos combinan excelentemente con las papas.

El término *mojo*, contrariamente a lo que pueda parecer, no viene de «mojar», sino del portugués *molho*, que significa «salsa».

Aunque las recetas de mojo de estas páginas es mejor hacerlas con el mortero, puede sernos mucho más fácil el reunir todos los ingredientes y pasarlos directamente por la batidora.

Mojo rojo

- 8 DIENTES DE AJO
- 1 CUCHARADITA DE COMINOS
- 2 PIMIENTOS SECOS O ÑORAS,
- 1 CUCHARADITA DE PIMENTÓN
- VINAGRE, ACEITE Y SAL

Se machacan en el mortero los ajos, el comino y los pimientos secos (previamente remojados, y raspando la carne para separarla de la piel). Se homogeneiza con la mano de mortero, y luego se añade el pimentón, volviendo a machacar, para finalmente añadir poco a poco el aceite de oliva, y al acabar el vinagre. La consistencia final ha de ser como de puré espeso.

El mojo más picón tiene además el añadido de guindillas, una o dos, también previamente remojadas y a las cuales les hemos quitado todas las semillas.

Mojo verde

- 8 DIENTES DE AJO
- 1 CUCHARADITA DE COMINOS
- 3 CUCHARADAS DE CILANTRO FRESCO
- ACEITE, VINAGRE DE VINO, SAL

Se pelan los ajos, se les añade el comino y la sal y se pican con el mortero, luego se añade el cilantro y se machaca. Finalmente se añade aceite y vinagre al gusto, para que la salsa quede espesa.

El secreto del mojo verde es conseguir el cilantro (coriandro) fresco, llamado también *perejil árabe*.

Existen muchas variaciones, posiblemente tantas como canarios en las islas. Las más populares son la sustitución del cilantro total o parcialmente por perejil; o poner en lugar de vinagre zumo de limón o, mejor aún, de lima. Otra variación muy popular del mojo verde es el *mojo de pimiento*, que es el mismo que hemos explicado, pero añadiendo medio pimiento verde.

Hay quien recomienda añadir un poco de pimienta verde, una especia no originaria de Canarias pero que sustituirá a la perfección a algunos pimientos típicamente canarios.

Al mojo más picón le podemos añadir una guindilla, aunque con moderación, porque el gusto canario en general no es excesivamente picante.

MOSTAZA AL ESTRAGÓN

- 100 GRAMOS DE MOSTAZA (AMARILLA, NEGRA, PARDA)
- 120 GRAMOS DE VINAGRE DE VINO BLANCO
- 60 MILILITROS DE ACEITE DE OLIVA
- 10 GRAMOS DE SAL MARINA
- 10 GRAMOS DE HARINA
- 2 DIENTES DE AJO TRITURADOS
- 2 CUCHARADITAS DE ESTRAGÓN MOLIDO
- 1 CUCHARADITA DE MIEL
- 60 MILILITROS DE AGUA

Se muele todo en la batidora, a media trituración, o finamente triturados, a gusto. Se guarda en un recipiente cerrado. Si no deseamos que se seque añadimos el aceite por encima.

PANCH PHORON

Mezcla de especias típica de Bengala. Se trata de semillas, que se han de freír y tostar enteras previamente, hasta que estallen como las palomitas. Este aceite y sus semillas se añaden a verduras y arroces.

- FENOGRECO
- COMINO NEGRO
- HINOJO
- COMINO
- MOSTAZA

Mezclar a partes iguales las semillas, aunque hay quien recomienda poner menor cantidad de fenogreco, porque tiene un regusto amargo.

PIRI PIRI

También llamado peri peri, es una mezcla muy popular en Portugal. Puede consistir simplemente en el chile ojo de pájaro, (*Capsicum frutescens*) originario de las antiguas colonias de Angola y Mozambique, que según la escala SHU es verdadera dinamita (ver pág. 202), seco, triturado finamente o en trocitos algo más gruesos, como escamas. Pero para suavizar la salsa os proponemos la siguiente mezcla tradicional, que es muy popular:

- 1 CUCHARADITA DE CANELA EN POLVO
- 1 CUCHARADITA DE CARDAMOMO EN POLVO
- 1 CUCHARADITA DE JENGIBRE SECO RALLADO
- 1 CUCHARADITA DE AZÚCAR MORENO, MOLIDO BIEN FINO
- 2 CUCHARADITAS DE SAL MARINA
- 4 CUCHARADITAS DE AJO EN POLVO
- 4 CUCHARADITAS DE GUINDILLA EN ESCAMAS (SE PUEDE SUSTITUIR POR PEPERONCINO ITALIANO, QUE ES MÁS FÁCIL DE ENCONTRAR)
- 4 CUCHARADITAS DE PIMENTÓN DULCE
- 4 CUCHARADITAS DE PIMIENTOS PIRI PIRI, O EN SU DEFECTO DE CAYENA, MOLIDAS
- 6 CUCHARADITAS DE ORÉGANO SECO

Si utilizamos el chile piri piri verdadero, esta mezcla de especias nos reducirá su altísimo poder picante. A excepción de las escamas de peperoncino, todo los otros ingredientes han de estar finamente molidos.

Raz-el-hanout

Es una mezcla de especias dulces, picantes y amargas de composición variable. Ideal para cuscús y platos de cordero, y para la confección del tajin, el plato tradicional marroquí.

- 20 GRAMOS DE CÚRCUMA
- 20 GRAMOS DE COMINO
- 15 GRAMOS DE JENGIBRE
- 15 GRAMOS DE CANELA
- 10 GRAMOS DE PIMIENTA NEGRA
- 10 GRAMOS DE PIMENTÓN PICANTE O CHILE
- 10 GRAMOS DE CLAVOS DE OLOR

Salsa a la putanesca

Se dice que las mujeres que engañaban a sus maridos comían tallarines a la putanesca para esconder el aroma del amante.

- 200 GRAMOS DE SALSA DE TOMATE
- 50 GRAMOS DE ALCAPARRAS
- 100 GRAMOS DE ACEITUNAS NEGRAS
- 3 DIENTES DE AJO
- 2 ESCALONIAS
- 100 MILILITROS DE ACEITE DE OLIVA
- ½ CUCHARADITA DE PIMIENTA NEGRA
- SAL Y, OPCIONALMENTE, ANCHOAS (MÁS TRADICIONAL)

Se hace un sofrito con los ajos y la escalonia, y utilizándolo de base se hace posteriormente una salsa de tomate, y luego se añade el resto de los ingredientes a pequeños trozos. Se sirve como base para la pasta.

SALSA BARBACOA DE TAMARINDO

Esta receta nos viene de las islas del Caribe y combina maravillosamente con pescados y carnes a la plancha; una salsa ideal para la barbacoa:

- 2 TAZAS DE PULPA DE TAMARINDO
- 1 TAZA DE AGUA
- 1 TAZA DE AZÚCAR
- 2 CUCHARADAS SOPERAS DE CILANTRO FRESCO FINAMENTE CORTADO
- 2 CUCHARADITAS DE AJO PICADO (4 DIENTES)
- 3 A 5 CUCHARADAS DE ZUMO DE PIÑA
- 1 CUCHARADITA DE COMINO MOLIDO
- 2 PIMIENTOS JALAPEÑOS
- NUEZ MOSCADA, CANELA Y PIMIENTA EN PEQUEÑAS CANTIDADES

Se deshace la pulpa de tamarindo en agua y luego se añaden todos los ingredientes, que se dejan cocinar 10 minutos a fuego mínimo. Finalmente se pasa por la batidora.

Si dejamos la salsa reposar 12 horas en el refrigerador, aún mejorará su calidad.

Se marina la carne o el pescado con la salsa de tamarindo un mínimo de 3 horas, o mejor aún de un día para el siguiente en el refrigerador (las proteasas del zumo de piña ayudarán a ablandar la carne). Posteriormente, se hace generalmente a la brasa y se puede acompañar de otra salsa si así se desea.

Salsa tártara

- 250 GRAMOS DE MAYONESA
- I CHALOTA
- 25 GRAMOS DE ALCAPARRAS
- 50 GRAMOS DE PEPINILLOS AGRIDULCES PICADOS
- I CUCHARADITA DE ZUMO DE LIMÓN
- UNAS HOJAS DE PEREJIL O CEBOLLINO
- SAL Y PIMIENTA NEGRA

Pela y pica bien fina la chalota, los pepinillos y las alcaparras bien pequeñas. Pon en un cuenco la mayonesa y añade estos ingredientes preparados. Lava y seca bien el cebollino o el perejil y pícalo, incorpóralo a la mezcla anterior. Finalmente añade el zumo de limón, pimienta negra y sal al gusto. Déjala reposar en el frigorífico un mínimo de media hora antes de servir.

Sambar

Sirve de aderezo de platos de arroz y verduras.

- 100 GRAMOS DE LENTEJAS
- 25 GRAMOS DE COMINO EN POLVO
- 35 GRAMOS DE SEMILLAS DE FENOGRECO
- 25 GRAMOS DE CHILE
- 35 GRAMOS DE SEMILLAS DE MOSTAZA

Se muelen las lentejas y el polvo resultante se pone en el horno 20 minutos. Se añaden luego el resto de especias y se hace una mezcla homogénea.

Si lo hacemos con lentejas hervidas, podemos hacer una pasta que sirve para añadir a la cocción o de salsa.

Shichimi togarashi

Una de las mezclas más populares en la cocina japonesa, aunque el chile venga de otra parte del planeta. Sirve para aderezar los platos de pescado crudo.

- 10 GRAMOS DE PIMIENTA NEGRA MOLIDA
- 20 GRAMOS DE CHILE MOLIDO
- 30 GRAMOS DE SÉSAMO TOSTADO
- 20 GRAMOS DE CORTEZA DE NARANJA
- 20 GRAMOS DE ALGAS NORI
- 50 GRAMOS DE TAMARI (SALSA DE SOJA)

Se dejan remojar las algas unas horas y se añaden y muelen los diversos ingredientes, con las semillas de sésamo enteras y la corteza de naranja a tiras muy finas.

Tandoori

El tandoori es una mezcla de intenso color rojo, porque se le añade colorante de ese color en las mezclas comerciales. No recomendamos el uso de colorantes, aunque sí de pimentón, teniendo en cuenta que no nos dará el intenso color rojo que tienen muchos platos de tandoori.

Mezcla 1

- 1 CUCHARADITA DE JENGIBRE RALLADO
- 1 CUCHARADITA DE COMINO EN POLVO
- 1 CUCHARADITA DE CORIANDRO EN POLVO
- 1 CUCHARADITA DE PIMENTÓN DULCE

- I CUCHARADITA DE CÚRCUMA
- I CUCHARADITA DE PIMENTÓN PICANTE (OPCIONAL)
- I CUCHARADITA DE SAL

Mezcla 2

- I CUCHARADITA DE AJO EN POLVO
- I CUCHARADITA DE JENGIBRE RALLADO
- I CUCHARADITA DE CLAVOS DE OLOR
- I CUCHARADITA DE NUEZ MOSCADA O DE MACIS
- I CUCHARADITA DE FENOGRECO EN POLVO
- I CUCHARADITA DE CANELA
- I CUCHARADITA DE PIMIENTA NEGRA
- I CUCHARADITA DE COMINO EN POLVO
- I CUCHARADITA DE CORIANDRO EN POLVO
- 4 CUCHARADITAS DE PIMENTÓN (DULCE)
- I CUCHARADITA DE PIMENTÓN PICANTE (OPCIONAL)

En ambas mezclas se recomienda tostar primero todos los ingredientes en la sartén, antes de proceder a molerlos.

La mezcla tandoori sirve para marinar previamente el pollo, pescado o carne (el pollo tandoori es uno de los platos más conocidos de la cocina india).

Se añade zumo de limón a la mezcla y se pone a marinar la carne o pescado unas horas, o toda la noche, antes de empezar su preparación en la cocina.

15
Maridaje de especias

....

*L*as mezclas de especias son sin duda uno de los patrimonios culturales de la humanidad; y si algo tienen en común es su gran diversidad. Especias consideradas «dulces» pueden combinar perfectamente con alimentos considerados «fuertes», y viceversa. Un ejemplo de ello es el uso de picantes, como pimienta y chile, que en muchas culturas se consumen también con los postres.

Sin embargo, y para orientar al lector, vamos a hacer una clasificación gastronómica adaptada al gusto occidental, aunque incitamos al lector a ser un poco más revolucionario y probar combinaciones inéditas.

Agridulces y dulce-picantes son quizás algunas de estas combinaciones más arriesgadas o menos conocidas en Occidente.

Las especias también han de tener un maridaje con su elemento disolvente —sea este agua, alcohol, vinagre, o grasa— como sucede en la cocción. Otras veces, especialmente con las semillas, podemos tostarlas y molerlas para añadirlas al final, como se hace con las plantas aromáticas.

Verduras

Guisadas o a la brasa, o bien crudas, las verduras se prestan a la utilización de especias como complementos a platos de cereal, los guisados de verduras pueden mejorar sensiblemente con mezclas clásicas como el curry, los massala o el bouquet garni.

Las ensaladas se prestan a añadir hierbas aromáticas frescas, como cebollino, perejil, eneldo, mejorana, romero o tomillo; también podemos elaborar salsas con mostaza, pimienta o en general especias poco aromáticas; o bien podemos aderezar la ensalada con aceites o vinagres especiados.

Aunque de una manera subjetiva, os ofrecemos un listado de verduras con algunas de las especias más adecuadas. Es una opinión, pero espero que os sirva de guía.

- **Patatas:** las patatas merecen una mención especial, ya que son una de las féculas más consumidas en el mundo. Su sabor neutro, y absorbente, hace que case con prácticamente todas las especias. Algunas interesantes son : alcaravea, ajo, cebollino, comino, eneldo, estragón, hinojo, pimentón, pimienta, perejil, tomillo, cúrcuma.
- **Alcachofas:** laurel, perejil, orégano, tomillo.
- **Espárragos:** ajo, limón, cebolla, cebollino, sésamo, estragón.
- **Remolacha:** anís estrellado, pimienta de Jamaica, albahaca, eneldo, menta, jengibre.
- **Pimientos:** albahaca, orégano, romero.
- **Brócoli y coliflor:** pimentón, ajedrea, cúrcuma, cebollino, salvia.
- **Col:** alcaravea, ajedrea, achiote, apio, cúrcuma, enebro, estragón.
- **Zanahoria:** pimienta de Jamaica, anís estrellado, sésamo, laurel, alcaravea, canela, clavo, jengibre, menta, salvia, estragón.
- **Maíz tierno:** albahaca, cebollino, eneldo, orégano.
- **Pepino:** eneldo, menta.
- **Judías verdes:** albahaca, cebollino, ajo, cebolla, ajedrea, sésamo.

- **Setas:** pimienta, mejorana, nuez moscada, perejil, orégano, salvia, ajedrea, tomillo.
- **Cebolla:** alcaravea, mostaza, nuez moscada, clavo, orégano, salvia, tomillo.
- **Guisantes:** menta, cebolla, perejil, romero, estragón, cúrcuma.
- **Espinacas y acelgas:** eneldo, nuez moscada, estragón, clavo, sésamo.
- **Boniato:** pimienta de Jamaica, cardamomo, canela, clavo, nuez moscada.
- **Tomate:** albahaca, cilantro, comino, hinojo, orégano, pimiento, pimienta, romero, azafrán, estragón, tomillo.
- **Calabacín:** albahaca, orégano.

Cereales

- **Arroz:** dulce o salado, el arroz es quizás el cereal que más variación de especias permite, tal vez por su sabor más neutro, debido a la ausencia de gluten, pero el arroz, como cereal más consumido en el mundo, se ha ido impregnando de sabores de todos los países que ha colonizado.

  El arroz largo se presta muy bien a hervirlo blanco, o aromatizándolo con un poco de jengibre, o anís estrellado; al cual se le añade una salsa o complemento donde se incluye el grueso de las especias.

  El arroz español, más redondo y con mayor cantidad de mucílagos, mejora en cambio por la impregnación, por la cocción con las especias. Un arroz hervido «blanco» (en realidad amarillo) con azafrán, y aliñado con aceite de oliva, es un plato de reyes.

  El arroz dulce es la otra opción. En este caso optaremos por especias como jengibre, cardamomo, nuez moscada, clavo, canela, anís, alcaravea o sésamo, entre otras.

Prueba con el arroz las siguientes especias: azafrán, achiote, ajo, cúrcuma, curry, sésamo tostado, pimentón, jengibre, canela, cilantro, salsa de soja, albahaca, vainilla, chile, asafétida, pimienta de Jamaica, pimienta de Sichuan...

- **Pasta:** la pasta es una de las formas más habituales de consumo de féculas. Cuando hablamos de pasta, generalmente pensamos en la italiana, sin pensar en las pastas de arroz o judía orientales, que por tradición casan muy bien con especias exóticas como salsa de soja, jengibre, pimienta de Sichuan, cúrcuma o curry.

  Para la pasta italiana algunas de las hierbas y especias más populares son: albahaca, orégano, pimienta, ajo, perejil, pimentón, así como hierbas frescas como perejil, eneldo, chile, rúcula, hinojo, levístico y cebollino.

Huevos y lácteos

- **Huevos:** los huevos son uno de los alimentos más versátiles que podemos comer, como plato principal, y como aderezo o como condimento hay mil maneras de cocinarlos. Debido a su sabor suave, realza el sabor de casi cualquier especia. Combina con condimentos verdes y crudos o casi crudos, como ajo, cebollino, perejil, cilantro, eneldo, hinojo, menta, berros y cualquier tipo de ensalada fresca... Un poco de pimienta encima de un huevo frito, escalfado o tortilla nos hace saborear el buen gusto de la especia, lo mismo podríamos decir de otras mezclas en polvo como el curry, el pimentón dulce y picante, la salsa de mostaza, etc. Las especias dulces como los anisados o la vainilla alcanzan su máximo esplendor cuando los ponemos con huevos, en repostería.

  Las plantas que casan mejor con los huevos en platos salados son: albahaca, ajedrea, ajo, cebollino, curry, mostaza, pimientos, cebolla, hinojo, eneldo, nuez moscada, clavo de olor, pimentón, pimienta, perejil, estragón.

- **Queso:** para los quesos curados, podemos añadir especias de sabor intenso, como curry, pimienta blanca o negra, tomillo o pimienta de Sichuan. La pimienta de Jamaica es un aromatizante habitual de muchos quesos que se venden en América. La mayoría de quesos de color amarillo es porque contienen bixina, el pigmento amarillo del achiote.

  Los quesos frescos son otra cosa, y se especian haciendo una crema o pasta. Desde las especias azufradas, como ajo, escalonia, cebollino, mostaza; a las picantes, como pimienta negra y chile; a los condimentos verdes, como perejil, berro, eneldo o hinojo; o las especias más puras y aromáticas, como nuez moscada, clavo o canela. Cualquier hierba, especia o mezcla de especias aromatizará un buen requesón.

  Algunas de las más utilizadas son: cebollino, nuez moscada, orégano, pimientos secos, pimienta negra, salvia, estragón, tomillo...

Carnes

Las carnes son un alimento de digestión laboriosa, exigen un cierto trabajo adicional al sistema digestivo para desdoblar las proteínas y grasas que contienen.

Clásicamente, las especias utilizadas en platos de carne son picantes, de sabores intensos; o bien se trata de hierbas aromáticas. En Oriente, especias dulces como la canela se usan en el aderezo de carnes, pero en nuestra cultura esto es poco habitual.

Las carnes con sabores más suaves (pollo, pavo, ternera) se beneficiarán de especias con sabores simples (pimienta, ajo, perejil, chile) especialmente si las hacemos a la plancha; las carnes con sabores mucho más intensos, como por ejemplo el cerdo o el cordero pueden demandar un especiado más aromático e intenso, especialmente cuando hablamos de carne guisada. Las hierbas aromáticas combinan perfectamente con ellas, aunque el proceso de cocción puede restar sabor de algunas de ellas.

Mención aparte merecen las combinaciones de especias, que ya hemos explicado en el capítulo correspondiente.

- **Buey:** a diferencia de la ternera, el buey tiene un sabor más adulto, más vacuno, y en general es algo más duro. Cuando lo hacemos a la plancha combina excelente con una salsa de pimienta verde, de setas, o ajo y perejil finamente picado o simplemente añadiendo algo de pimienta negra recién molida en la parte final de la cocción.

  Cuando guisamos el buey, otras especias encuentran su lugar, como albahaca (añadir al final, mejor fresca), laurel (mejora e incrementa el sabor con el guisado), pimienta negra, pimienta de Sichuan, chile, comino (como todas las especias anisadas, especialmente si el guisado de buey contiene vegetales), curry, mostaza, cacao, ajo, pimientos y pimentón, tomillo, caña de limón.

- **Ternera:** más consumida en nuestro país, de sabor más suave, por lo que en este caso no utilizaremos tantas especias, aunque hay partes de la ternera, guisadas, que se aderezarán igual que el buey.

  Hierbas y especias se pueden combinar en platos de ternera. Las más adecuadas son: laurel, pimienta, curry, eneldo, jengibre, limón, mejorana, menta, orégano, pimentón, perejil, azafrán, salvia.

- **Cordero:** el cordero tiene uno de los sabores más intensos de las carnes, y mucho más si se trata de carne de oveja, o sea, de un animal algo más crecido. En los guisados de cordero podemos ser mucho más liberales con el uso de las especias, y mezclas como el curry encuentran uno de los alimentos más indicados para su idiosincrasia. El pimentón es el sustituto del curry que usamos en España, tanto dulce como picante combina de maravilla con el cordero.

Las hierbas aromáticas de sabores intensos y mediterráneos combinan perfectamente con el cordero añadiendo sabor a campo. Especias y hierbas muy indicadas en este tipo de platos son: albahaca, cacao, clavo, canela, comino, ajo, mejorana, cebolla, escalonia, orégano, romero, salvia, ajedrea, sésamo, tomillo.

- **Cerdo:** el cerdo es la carne más consumida, y una de las que tiene un sabor más peculiar. Se dice popularmente que la carne de cerdo «guarrea», en el sentido del sabor, o sea, que sabe a cerdo, y algunas mucho más. En estos casos, para muchos resulta incómodo, por lo que la carne de cerdo es una de las más propensas a beneficiarse del uso de especias.

  Los embutidos son un buen ejemplo de ello, ya que la mayoría contienen especias, sobre todo pimienta negra, aunque también pimentón (dulce o picante) o pimienta de Jamaica (en las salchichas de Frankfurt y similares). La lista de especias e hierbas que se añaden a los embutidos puede ser bastante larga.

  Las especias fuertes combinan bien con el cerdo, ejemplo de ello es el cerdo a la mostaza; aunque otras especias o combinaciones como el curry, la cúrcuma (que ayudará a digerir las grasas) o las hierbas aromáticas pueden combinar perfectamente.

  Especias que casan bien con el cerdo son: pimienta de Jamaica, alcaravea, apio, cacao, clavo, coriandro, hinojo, nuez moscada, clavo, jengibre, enebro, mostaza, pimentón, salvia, ajedrea.

- **Aves:** las aves que tienen un sabor suave, como el de la pechuga de pollo o de pavo, por ejemplo, piden especias moderadas de sabor poco intenso. Personalmente, recomiendo más especias suaves como cúrcuma, ajo, perejil, pimienta o hierbas aromáticas como el cilantro. Aunque no piensan lo mismo los indios, ya que el pollo Tandoori o al curry son algunos de sus platos nacionales.

El pato, en cambio, es un ave con sabor más intenso, seguramente por su mayor contenido en grasas; en este caso especias picantes o intensas como jengibre, chile o clavo pueden ser interesantes para añadir. El pato a la naranja se basa también en ello, aunque la naranja no sea una especia. El pato a la naranja, picante, es un ejemplo de combinación dulce-picante.

Prueba la vainilla o el cacao. Si deseas hacer un guisado, en lugar de poner una copita de vino y hierbas aromáticas, puedes hervir unas dos o tres vainas de vainilla en vino dulce (oporto, moscatel, jerez dulce….), haciendo una reducción, y luego añadirlo al guisado. Un sabor sorprendente que realza el sabor del pato o del pollo.

Otras especias interesantes son; pimienta de Jamaica, alcaravea, apio, limón, clavo, coriandro, hinojo, jengibre, enebro, mostaza, pimentón, ajedrea o la ya citada vainilla.

Pescados

- **Pescado blanco:** el pescado blanco, de sabor más suave, combina con especias suaves o con fuertes en poca cantidad. El zumo de limón, el laurel, el perejil, las hierbas de sabores anisados (hinojo, comino, eneldo, alcaravea) o acebollados (cebollino, escalonia, cebolla) o la pimienta son quizá las más interesantes. No hemos de abusar de ellas, porque si no se nos comerán el gusto del pescado. En pescados congelados, podemos añadir algo más de especias. La mostaza, o el wasabi nos ofrecen alternativas muy apetitosas.

- **Pescado azul:** el pescado azul es otra historia, ya que tiene un sabor mucho más intenso, incluso algo desagradable para los que no les gusta el pescado; en estos casos podremos cargar un poco más las tintas y empezar a utilizar otras especias de sabor más intenso como el chile, el pimentón el romero, el laurel, el tomillo o un delicioso escabeche.

  Con salsa de soja, vinagre de arroz y sésamo, los japoneses hacen la salsa Teriyaki, una verdadera delicia para acompañar pescados blancos y azules, generalmente hechos a la brasa.

  No olvidemos el aderezo más popular de la cocina española, el ajo y perejil, que con un chorrito de aceite de oliva realza de manera espectacular el pescado.

  La lista de especias para el pescado podría ser la siguiente: laurel, chile, curry, apio, cebollino, eneldo, hinojo, estragón, caña de limón, zumo de limón, mejorana, menta, mostaza, cebolla, sésamo, pimentón, perejil, pimientos, pimienta blanca, azafrán, salvia, sésamo, ajedrea, tomillo, cúrcuma, rábano picante, wasabi.

- **Marisco:** a diferencia del pescado, el marisco tiene un sabor mucho más peculiar, definido, tanto en lo que se refiere el marisco de concha como el de caparazón. Al marisco le va bien el picante, sea de guindilla o de pimienta, o como hacen los japoneses, con wasabi o rábano picante. Prueba, en lugar de perejil (el cual combina de forma excelente), el añadir otra hierba verde como el cebollino, el estragón, el hinojo o el eneldo. La cocción del marisco de concha e incluso crustáceos con una pequeña cantidad de vino blanco realza enormemente su sabor, y si le añadimos pimienta, será más adecuada la blanca que la negra, lo mismo que sucede con el pescado. Las pimientas de Sichuan o de Jamaica también combinan muy bien con el marisco. Los franceses lo aromatizan con Pernod, que entre sus ingredientes tiene menta, anís estrellado y cilantro, condimentos que podemos añadir para un marisco más dulzón.

Frutas

Las frutas cocidas se prestan más que las crudas al especiado, y las conservas también lo admiten de maravilla. En la fruta cruda estará especialmente indicado en las macedonias, donde se mezclan frutas a trozos con zumos. Canela, anís, jengibre, menta, cilantro, hinojo, pimienta de Sichuan o de Jamaica, limón o clavo iniciarían una larga lista de especias ideales para platos frutales. En México consumen la macedonia de frutas con limón y chile, sin azúcar, eligiendo frutas más bien dulces como melón, mango, sandía, papaya, piña.

Cuando la fruta se cuece, o se hacen jaleas o mermeladas, especias como canela, vainilla, jengibre, limón, nuez moscada, pimienta negra o especias de sabor anisado pueden encontrar mejor su lugar.

- **Manzanas:** cardamomo, canela, clavos, jengibre, nuez moscada, limón.
- **Bayas:** pimienta, menta, anís.
- **Ciruelas:** canela, clavo, nuez moscada, anís estrellado, tamarindo.
- **Fresas:** canela, pimienta negra, chile, canela, jengibre.
- **Mango:** cilantro, pimienta de Jamaica.
- **Naranja:** canela, cardamomo, hinojo, menta, tomillo, pimienta de Sichuan.
- **Melocotón:** clavo, nuez moscada.
- **Peras:** albahaca, pimienta, cardamomo, canela, anís estrellado.
- **Piña:** clavo, canela, jengibre, caña de limón, menta, romero

Panes y repostería

- **Pan:** el pan se presta a muchos añadidos con hierbas aromáticas o especias, es clásica la alcaravea y el comino, pero también las semillas de mostaza, de adormidera o de sésamo; o el jengibre. Las hierbas aromáticas verdes o secas también combinan muy bien, por ejemplo con panes de aceite con albahaca, chile, perejil, romero, tomillo, mejorana, ajedrea, pimienta, cúrcuma, curry, cilantro, etcétera.

  El pan y las galletas de jengibre son un dulce de Navidad en el mundo anglosajón; y los panes especiados suelen contener cantidades liberales de especias clásicas como pimienta de Jamaica, canela, nuez moscada, clavo, anís, comino normal y negro, pimienta.

- **Galletas:** en galletas, postres y pasteles, las especias pueden incluirse con cualquiera de sus ingredientes, sean mayormente acuosos (leche), grasos (aceites o mantequilla), proteicos o feculentos; incluso el azúcar o miel puede ir especiado.

  Las especias más usadas son: pimienta de Jamaica, azafrán, cardamomo, canela, clavo, hinojo, menta, anís, nuez moscada, cortezas de limón y de naranja, vainilla.

- **Repostería:** la estevia se puede usar como edulcorante de origen natural, mientras que la vainilla es posiblemente, junto con la canela, la reina de las especias en repostería.

  Estas son algunas de las especias básicas en repostería: anís, hinojo, cardamomo, canela, clavo, limón, naranja, menta, cacao, nuez moscada, pimienta de Jamaica, azafrán, amapola, vainilla, sésamo, estevia.

Café y chocolate

- **Café:** medio mundo añade especias al café, especialmente en Oriente. Añade las especias directamente al café molido, antes de elaborarlo; las especias más clásicas y conocidas son cardamomo, canela, jengibre o nuez moscada; aunque el chile, las pimientas o el cacao también le sientan bien. Si al café le añadimos un poco de leche aromatizada con vainilla también realzamos su sabor.
- **Chocolate:** más que de chocolate hablaremos de cacao, y hemos de recordar que, en sus inicios, los aztecas tomaban un chocolate amargo y picante. Las especias clásicas para el chocolate son la vainilla, el anís y la canela, pero hay muchas otras que casan a la perfección, como el chile, pimienta negra o jengibre (para chocolates picantes); cardamomo, curry dulce, lavanda o clavo para los más aromáticos. Recuerda que el cacao puro es un excelente condimento para los platos de carne.

Aceites y vinagres

Las especias ceden sus aromas de maravilla en disolventes como el aceite, el alcohol o el ácido acético del vinagre. Tan solo tenemos que poner las especias adecuadas en una botella con el disolvente adecuado, y dejar reposar el tiempo suficiente.

- **Aceites:** existen dos formas de hacer aceites especiados. La primera consiste en freír primero en un poco de aceite las especias que vamos a poner luego con el resto del aceite en una botella. Y la segunda es poner las especias directamente sobre el aceite crudo. En el primer caso tenemos el inconveniente de que calentamos el aceite y luego la duración del aceite especiado es menor, de uno o dos meses. Con el aceite en crudo, si utilizamos hierbas secas o especias, podremos guardarlo mucho más tiempo. Son muy clásicos los aceites picantes, al estilo italiano; tan solo tenemos que poner en la botella guindillas, cayenas o cualquier tipo de chile, entero y troceado. Si ponemos las semillas, mejor; porque es la parte más picante. Todo tipo de hierbas aromáticas se prestan a poner en maceración en aceite, mejor secas que frescas, porque podrían enmohecerse. Laurel, romero, tomillo, ajedrea o mejorana dan un toque italiano a nuestro aceite, aunque en realidad podemos poner cualquier especia que nos guste, y concentrada, para que deje su aroma en el aceite.

- **Vinagre:** los vinagres también se pueden aromatizar, y posiblemente el más conocido de ellos es el vinagre al estragón, uno de los más célebres de la cocina francesa. El vinagre especiado es ideal para hacer encurtidos. Al vinagre se puede añadir jengibre, nuez moscada, pimienta, clavos, canela, pimienta de Jamaica, chile, mostaza, coriandro, etcétera.

  También podemos calentar un poco de vinagre con las especias y dejarlo cocer aproximadamente cinco minutos a fuego muy lento antes de añadirlo al resto del vinagre en crudo. Mucha gente añade azúcar a los vinagres especiados.

Vinos y licores

- **Ponches:** el ponche de vino incluye especias como laurel, cardamomo, anís estrellado, canela, clavo, nuez moscada o pimienta de Sichuan o de Jamaica. También se pueden hacer ponches con ron y zumo de naranja o de cítricos.
- **Licores de hierbas:** el licor de hierbas por excelencia es el que tiene una base anisada, sea debida al anís verde o al anís estrellado; esta segunda especia se adapta mejor al anisado del licor y es la base la mayoría de licores de anís.

Combinados

- **Gin-tonic:** las especias dan un toque de sofisticación y color al gin-tonic, aunque debemos ser cuidadosos en su dosificación, porque un exceso de sabor añadido lo estropearía. Podemos poner enebro, la baya con que se hace el gin, azafrán, cardamomo, hibisco, haba de Tonka, pimientas rosa, cubeba o de Jamaica, anís estrellado, canela, pétalos de rosa, corteza de cítricos, tamarindo.
- **Ron:** El ron admite un especiado mucho más intenso, en especial cuando se hace un ron quemado. Al ron podemos añadirle canela, jengibre, pimienta (negra, de Jamaica o de Sichuan), cacao, café, nuez moscada, clavo, vainilla y cortezas de cítricos.
- **Vodka:** El vodka admite poca especia, y en todo caso suave; el de vainilla es delicioso, y se le puede añadir flor de azahar, tamarindo, jengibre, haba de Tonka, cítricos, menta.

Índices

Dime qué padeces... y te diré la especia

Esta tabla es una selección personal del autor de las propiedades y dolencias más destacadas en relación con las especias, y tiene la única finalidad de orientar al lector. Todas estas especias han demostrado tener alguna acción beneficiosa sobre las indicaciones que se relacionan en esta tabla. En algunos casos, la información de la tabla complementa y amplía la que el lector podrá encontrar en el interior del libro. Sin embargo, el lector debe tener en cuenta que las especias no son medicamentos específicos, y no deben de utilizarse para este fin.

Indicación	Especia o planta recomendada
AFRODISÍACO	Vainilla
AHUYENTA MOSQUITOS	Pimienta de Sichuan
ALCOHOLISMO	Chile
ALTERACIONES MENSTRUALES	Ajedrea
ANTICONCEPCIÓN	Orégano
ANTIINFLAMATORIO	Alcaparra, anís estrellado, azafrán, berro, cebollino, chile, coriandro, cúrcuma, hinojo, pimienta de Jamaica, pimienta de Sichuán, romero, wasabi, zedoaria

Indicación	Especia o planta recomendada
ANTIOXIDANTE	Achiote, ajedrea, albahaca, azafrán, berro, cebollino, chile, cúrcuma, escalonia, hinojo, laurel, mostaza, perejil, perifollo, pimienta, pimienta de Sichuan, serpol, sésamo, tamarindo, tomillo, vainilla
ANTISÉPTICO	Ajedrea, clavo de olor, canela, cardamomo, coriandro, enebro, levístico, orégano, perejil, pimienta, pimienta rosa, rábano picante, serpol, tomillo, vainilla, wasabi
APERITIVO	Jengibre
ARRITMIAS	Chile
ARTERIOSCLEROSIS	Ajo
ARTRITIS	Sésamo, wasabi
BRONQUITIS	Ajo, cebolla, laurel, menta, mostaza, rábano picante
CÁLCULOS RENALES	Levístico, tamarindo
CALVICIE	Berro, capuchina
CÁNCER	Achiote, cebollino, clavo de olor, chile, comino negro, cúrcuma, laurel, mostaza, nuez moscada, pimienta, pimienta rosa, romero, tomillo, vainilla, wasabi
CARDIOVASCULAR, PROTECTOR	Ajo
CARIES	Anís estrellado
COLESTEROL	Achiote, ajo, berro, canela, cebolla, cebollino, coriandro, cúrcuma, jengibre, sésamo, tamarindo

Indicación	Especia o planta recomendada
COLON IRRITABLE	Chile
COLORANTE	Azafrán, cúrcuma
CONSERVANTE	Chile, tomillo, wasabi
CONVULSIONES	Nuez moscada
COSMÉTICO	Cúrcuma, fenogreco, romero, sésamo, vainilla
DEGENERACIÓN DE LA RETINA	Cúrcuma
DEMENCIA	Asafétida, azafrán, clavo de olor, cúrcuma, hinojo, nuez moscada, romero, vainilla
DENTAL, DOLOR	Anís estrellado, clavo de olor, vainilla
DENTICIÓN	Azafrán
DEPRESIÓN	Azafrán, cúrcuma
DEPURACIÓN	Rábano picante, wasabi
DIABETES	Ajedrea, ajo, albahaca, alcaparra, canela, comino, cúrcuma, estevia, estragón, fenogreco, perilla, sésamo, wasabi
DIGESTIVO	Achiote, ajedrea, ajo, ajowan, anís estrellado, anís verde, asafetida, berro, cebollino, chile, comino, coriandro, cúrcuma, eneldo, escalonia, hinojo, laurel, levístico, mejorana, menta, mostaza, perifollo, pimienta, pimienta de Sichuan, serpol, tomillo, rábano picante,
DIURÉTICO	Apio, berro, perejil, rábano picante, tamarindo

Indicación	Especia o planta recomendada
DOLOR	Clavo de olor, chile, cúrcuma, menta, nuez moscada, pimienta, pimienta de Jamaica, vainilla
ECCEMA	Coriandro, wasabi
EDULCORANTE	Perilla, estevia
EPILEPSIA	Laurel
ESPASMOS	Comino
ESTIMULA LAS DEFENSAS	Alcaparra, comino negro, orégano
ESTIMULANTE	Ajedrea, pimienta roja
ESTOMACAL	Eneldo, perifollo
ESTREÑIMIENTO	Anís verde, pimienta
FIBRINOLÍTICO	Ajo, tomillo
FLATULENCIAS	Ajedrea, alcaravea, anís estrellado, anís verde, cardamomo, comino, coriandro, eneldo, hinojo, laurel, menta, jengibre
GASTRITIS	Cardamomo, cebolla, cúrcuma, escalonia, mejorana
GOTA	Canela
HEPÁTICO	Achiote, ajenjo, coriandro, cúrcuma, fenogreco, perifollo, romero, tomillo
HERIDAS	Romero
HERPES VIRUS	Alcaparra, chile, menta
HIPERTENSIÓN	Ajo, romero, pimienta de Jamaica, sésamo
HIPOTENSIÓN	Canela, pimienta de Jamaica, sésamo, estevia

Indicación	Especia o planta recomendada
ICTERICIA	Levístico
INAPETENCIA	Mejorana, perifollo
INFECCIÓN DE ORINA	Berro, enebro, perejil, rábano picante
INFECCIÓN POR *HELICOBACTER PYLORI*	Alcaparra, clavo de olor, escalonia, tomillo
INFLAMACIÓN	Berro, clavo, cúrcuma, hinojo, romero
INSOMNIO	Mejorana
IRRITANTE DE LA PIEL (ACCIÓN RUBEFACIENTE)	Chile, pimienta, pimienta cubeba, rábano picante
LACTANCIA	Anís verde, comino, fenogreco, hinojo, mejorana
LONGEVIDAD	Mostaza, pimienta de Sichuan
MALARIA	Comino negro
MAREO	Jengibre
MEMORIA	Clavo de olor
MENOPAUSIA	Mejorana, sésamo
MENSTRUACIÓN IRREGULAR	Ajedrea, azafrán, angélica
OBESIDAD	Cúrcuma, estragón, fenogreco
OSTEOPOROSIS	Sésamo, wasabi
PARÁSITOS	Ajenjo, menta, pimienta rosa, tomillo
PECTORAL, ACCIÓN BENEFICIOSA	Ajo, laurel

Indicación	Especia o planta recomendada
PIEL, AFECCIONES	Coriandro, cúrcuma, sésamo, tomillo
QUISTES DE OVARIOS	Canela
REDUCCIÓN DE PESO	Alcaravea, anís verde, azafrán, cúrcuma, estragón, fenogreco, wasabi
REFRESCANTE	Menta, tamarindo
RESFRIADOS	Cardamomo, rábano picante
REUMATISMO	Alcaparra, chile, cúrcuma, laurel, mostaza, pimienta, rábano picante, sésamo
SED	Tamarindo
SEDANTE	Albahaca, anís verde, azafrán, comino, mejorana, orégano, romero, vainilla
SIDA	Alcaparra, escalonia, pimienta
TOS SECA	Fenogreco, rábano picante

Índice de plantas y especias

Los números en **negrita** remiten a las páginas donde se halla la explicación principal de cada una de las especies.

Los números en *cursiva* remiten a las páginas donde la especia aparece como ingrediente de una receta.

Índice de recetas

Dónde comprar especias

Además de los mercadillos de toda la vida y las especias que habitualmente se venden en los supermercados, las grandes ciudades españolas tienen algunas tiendas de tés y especias que nos ofrecen una gran variedad. Os aconsejo además que os deis una vuelta por las tiendas étnicas de productos indios, latinos, pakistaníes, chinos o japoneses; en general, a precios competitivos.

Y siempre tenemos el recurso de internet, con especias a precios algo mayores, a los que tendremos que añadir los gastos de envío. En España tenemos algunas webs bastante completas:

- Mumumio (www.mumumio.com)
- Especias Antonio Catalán (www.especiasvalencia.com)
- Spices Cave ((www.spicescave.com)
- Cocinista (www.cocinista.es)
- Todo especias (www.todoespecias.com)
- Especias de calidad (www.especiasdecalidad.com)

Todas ellas nos ofrecen una variedad más que aceptable. Si deseamos recurrir a la oferta internacional, aconsejamos la compra dentro de la Unión Europea, donde obviaremos los controles aduaneros, ya que se trata de productos alimentarios.

Las tiendas más surtidas de Europa son:

- The Spice Shop (www.thespiceshop.co.uk)
- The Asian cook (http://www.theasiancookshop.co.uk)

En los grandes gigantes de internet como Amazon.com o Alibaba.com también encontramos interesantes ofertas.